学校保健安全法に沿った
感染症

最新改訂16版

乳幼児から高校生まで

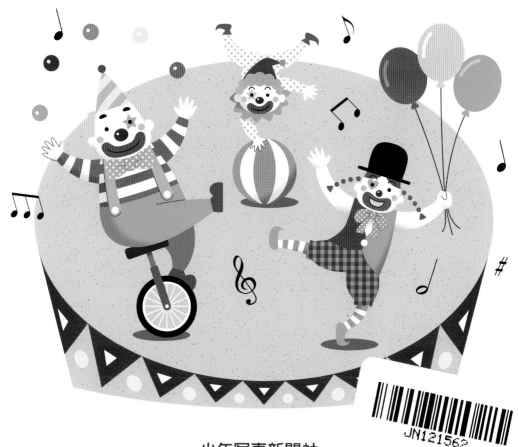

少年写真新聞社

もくじ

改訂にあたり

岡部 信彦 川崎市健康安全研究所所長

　平成11（1999）年4月、明治時代に制定された伝染病予防法が「感染症の予防及び感染症の患者に対する医療に関する法律（感染症法）」に生まれ変わり、日本の感染症対策が大きく変わりました。これに伴い学校保健法（当時）に規定されていた「学校において予防すべき伝染病」（いわゆる学校伝染病）も改訂が行われました。そこに規定されている疾患や予防対策、出席停止期間の基準、「その他」として学校伝染病として取り扱うことがあり得るような疾患に対するわかりやすい解説書として、本書「新健康教育シリーズ　感染症」が同じく平成11（1999）年4月に誕生しました。その後、平成15（2003）年に重症呼吸器感染症（SARS）が発生するなどして、平成18（2006）年には改訂版を発行しております。学校保健法は「学校保健安全法」となり、「学校における伝染病」は「学校における感染症」となり、平成21（2009）年の新型インフルエンザの発生と世界的流行（パンデミック）、ワクチンの種類の増加、ノロウイルスや腸管出血性大腸菌などの食中毒の発生、麻しんや風しんの減少など、感染症をめぐる状況は大きく変わってきました。平成24（2012）年、学校保健安全法施行規則の改正が行われたことを機会に、平成26（2014）年に本書も大きく改訂を行い、「その他の感染症」の記載を広げました。これは、感染症に対して日常から理解をしていただくとともに、子どもたちの間でそれらの感染症が発生した時に、拡がりを防ぐために、「必要のある時に限り校長が学校医の意見を聞いたうえで第三種の感染症として扱う感染症の例」として述べたものです。さらにその後の法改正、感染症の流行状況の変化や接種する予防接種に関する変更などがあり、平成29（2017）年3月に改訂14版、平成30（2018）年9月に改訂15版を発行しました。

　そして2020年より新型コロナウイルス感染症（COVID-19）のパンデミックが発生し、医療はもちろんのこと社会全体が大きな影響を受けました。本書への記載も急がれましたが、状況は流動的であり、またウイルスの変異から病態や対応の考え方も変化していく中、なかなか改訂を進めることができませんでした。今回新型コロナウイルス感染症が感染症法の5類感染症、学校保健安全法の第2種に位置付けられ、特殊な感染症というより、人の生活の中に存在する感染症（ウイズコロナ）としての取り扱いになったことを機に、他の項目の見直しも行い改訂16版として発行することと致しました。

　最新情報を含めて学校・幼稚園・保育園（所）などでご活用いただければ幸いです。

＊新型コロナウイルス感染症の発生とその学校での対応にあたって、文部科学省より「学校における新型コロナウイルス感染症に関する衛生管理マニュアル」がVer9.0までが発出されましたが、感染症5類感染症、学校保健安全法第2種感染症になったことを機に「学校における新型コロナウイルス感染症に関する衛生管理マニュアル（2023.5.8）」として新たに公表されています。また、平成30（2018）年3月厚生労働省より「保育所における感染症対策ガイドライン（2018改訂版）」が出されましたが、令和5（2023）年5月子ども家庭庁より一部改訂版が出されています。

はじめに

感染症とは

　感染症とは、病原微生物（病原体）がうつることによっておきる病気です。しかし、病原体が人に侵入しても何も影響が出てくることはなく、その人はまったく普通の状態であることもあります。この場合は、病原体が付着した、あるいは定着したといい、感染「症」という病気になったわけではありません。したがって、たまたま検査などで病原体が検出されたとしても、「感染症（病気）にかかった」とはいえません。病原体がみつかったということと、感染症にかかったということをきちんと区別をしておかないと、病原体を保有しているだけの人に対して不用意な、あるいは行き過ぎた警戒をしてしまうことになります。ことに最近はPCR検査（polymerase chain reaction）など、病原体そのものではなく、感染性のない病原体の遺伝子の一部のみを検出して診断などに応用する鋭敏な検査法が取り入れられることも多くなり、ある検査が陽性になった時に、それは感染性を示すものかどうかを読み取ることも必要になってきています。一方、感染症は誰かからうつってきた可能性、誰かにうつす可能性があるので、感染症の人だけではなく、周囲にいる人（健康な人だけではなく感染症にかかることによって危険度が高くなるハイリスクの人など）がいることにも思いを馳せないといけません。ここにも理解をしておかないと、感染症が不用意に広がってしまったり、あるいは逆に行き過ぎた警戒をしてしまうことになります。そのためには、いつ、どのタイミングで、どのようにしてうつりやすいのかなどを知っておくことが大切です。

　病原体が人に侵入するルート（感染経路）には、感染者との皮膚の接触による感染、血液や体液との接触による感染、性行為などによる感染、咳やくしゃみ・会話などで飛ぶ唾液やしぶきなどによる感染（飛沫感染）、母体から胎児や新生児への感染など、直接的な接触によるものなどがあ

ります。「空気感染」と「飛沫感染」は同じ意味に使われてしまうことがありますが、飛沫感染は飛沫が飛散するおおよそ1m前後が感染しやすい範囲となります。空気感染は、病原体が飛沫よりもっと細かい粒子（エアロゾル）となって遠距離まで感染が及ぶもので、飛沫核感染とも呼ばれます。飛沫感染をする感染症は多くありますが、空気感染をする感染症は、結核・水痘（水ぼうそう）・麻しん（はしか）など限られています。新型コロナウイルスの感染は飛沫感染が中心であると考えられていますが、閉鎖空間で大きな声での会話や歌を歌ったりすると、飛沫感染を越えた数メートルの距離を小さい粒子（マイクロ飛沫・エアロゾル）が大量に放出され、これを吸い込むことで感染することもあることが理解されてきました。感染者が着ている衣類、用具などを介する感染、汚染した水や飲食物を介するもの、ねずみ、蚊、ダニ、ペットなど動物や昆虫などを介する感染もあります。感染者の排泄物や吐物が、本人あるいは健康な人の手を介して感染するルートも注意する必要があります（媒介感染）。

　感染ルートを知ることは、感染の広がりを防ごうとするときに、重要なポイントになります。つまり直接接触することで感染するものであれば、直接の接触だけを防げばよいので、感染者と健康者を遠ざけたりする必要はなくなります。感染者の便→手→口のように感染するものであれば、汚物の処理や手を洗うことがもっとも重要となります。

　感染症を発病した時にはもちろん治療が重要です。しかし感染症にかかることを防ぐ予防には、個人・家庭・地域等での意識と協力が重要です。学校や幼稚園・保育園などは、それぞれの子どもたちはもちろん、その集団、そして地域を感染症から守る、という意味で適切な感染症の予防を行う必要があると思います。

　なお、学校・幼稚園・保育園などの集団では、大人である職員が感染源になることも多くあるので、職員の方々の「自分がうつらないように。子どもたちにうつさないように」という意識も重要です。

学校等における出席停止期間の考え方

　学校保健安全法では、「校長は、感染症にかかつている、又はかかつている疑いがある、又はかかるおそれのある児童生徒等があるときは、政令で定めるところにより、出席を停止させることができる。」とあります。

　学校保健安全法における出席停止の考え方の基本は、

　　　1）患者本人が感染症から回復するまで治療し休養をとらせること

　　　2）他の子どもたちに容易に感染させそうな間は集団生活に戻ることを遠慮して貰う

ところにあります。

　多くの感染症のもっとも感染しやすい時期は、発症する直前から発症直後までであり、感染症であることに気づいたときにはすでに周囲に感染をさせてしまっていることも多くみられます。出席停止や学級閉鎖をしても即座に効果が出ないこともしばしばありますが、法律での規定の有無とは別に、感染源となりやすい期間は学校などを休むということが現実的であり、また学校などにおける集団生活のマナーであるとして、保護者にも広く理解を求めたいところです。一方学校内における感染症の状況についての情報を広く提供する時や出席停止の措置などをする時には、それが差別やいじめなどの原因とならないように十分配慮をする必要が学校等や医療関係者側にあります。

　集団の場で流行を起こしやすい感染症の感染経路の多くは、先に述べたような飛沫感染であり、感染源としての病原体が盛んに増殖し気道から大量に排泄されている時期がもっとも注意を要する期間となります。ごく微量の病原体あるいは先に述べたようなPCR検査などによって病原体の一部の遺伝子などが検出されたとのことのみを根拠に長期間にわたって法律のもとで出席停止を強いることは現実的ではありません。また糞便中に病原体が排泄されるような感染症では、病原体の排泄量が低下してくる

頃には学校においては日常の基本的な衛生指導（石鹸と流水による手洗いの励行、プール前後のシャワーの使用など）を行うことによって、他の人への感染はかなり防止できると考えられます。このような考え方から、感染が成立しやすい程度に病原体が排泄されている期間が出席停止期間として定められています。すなわち病原体あるいはその遺伝子の一部などの排泄が全くなくなるまでが出席停止期間となるわけではなく、他に感染する可能性が少ない程度であれば法律により出席停止をかける必要性がないものとしてその期間が規定されているものです。トイレでの排泄習慣が確立していない幼児などの場合には、別に考える必要がある場合もあり、また登園している場合でも世話をするスタッフのより厳重な注意が必要になります。

出席停止期間の算定の考え方

　発症した後〇日を経過、あるいは解熱後〇日を経過するまで、などについて、発症した当日や解熱した当日を、1日目とするか0日目とするかは、必ずしも一定の決まりがあるわけではありませんが、学校保健の場では、その解釈は「〇〇」（例えば発熱）という現象が見られた当日は0日、翌日を第1日として算定すること、と統一して解説されるようになりました。満年齢の数え方と同様で、出生当日は0日、出生後1年間は0歳であるように、発症当日・解熱当日などは0日目とすることとされたものです。

学校保健安全法施行規則（抜粋）
（昭和三十三年六月十三日文部省令第十八号）

最終改正：令和五年四月二八日文部科学省令第二二号
https://law.e-gov.go.jp/document?lawid=333M50000080018

第三章　感染症の予防

（感染症の種類）

第十八条　学校において予防すべき感染症の種類は、次のとおりとする。

一　第一種　エボラ出血熱、クリミア・コンゴ出血熱、痘そう、南米出血熱、ペスト、マールブルグ病、ラッサ熱、急性灰白髄炎、ジフテリア、重症急性呼吸器症候群（病原体がコロナウイルス属SARSコロナウイルスであるものに限る。）、中東呼吸器症候群（病原体がベータコロナウイルス族MERSコロナウイルスであるものに限る）及び特定鳥インフルエンザ（感染症の予防及び感染症の患者に対する医療に関する法律（平成十年法律第百十四号）第六条第三項第六号 に規定する特定鳥インフルエンザをいう。次号及び第十九条第二号イにおいて同じ。）

二　第二種　インフルエンザ（特定鳥インフルエンザを除く。）、百日咳、麻しん、流行性耳下腺炎、風しん、水痘、咽頭結膜熱、新型コロナウイルス感染症（病原体がベータコロナウイルス属のコロナウイルス（令和二年一月に、中華人民共和国から世界保健機関に対して、人に伝染する能力を有することが新たに報告されたものに限る。）であるものに限る。次条第二号チにおいて同じ。）結核及び髄膜炎菌性髄膜炎

三　第三種　コレラ、細菌性赤痢、腸管出血性大腸菌感染症、腸チフス、パラチフス、流行性角結膜炎、急性出血性結膜炎その他の感染症

2　感染症の予防及び感染症の患者に対する医療に関する法律（平成十年法律第百十四号）第六条第七項 から第九項 までに規定する新型インフルエンザ等感染症、指定感染症及び新感染症は、前項の規定にかかわらず、第一種の感染症とみなす。

（出席停止の期間の基準）

第十九条　令第六条第二項 の出席停止の期間の基準は、前条の感染症の種類に従い、次のとおりとする。

一　第一種の感染症にかかつた者については、治癒するまで。

二　第二種の感染症（結核及び髄膜炎菌性髄膜炎を除く。）にかかつた者については、次の期間。ただし、病状により学校医その他の医師において感染のおそれがないと認めたときは、この限りでない。

　イ　インフルエンザ（特定インフルエンザ及び新型インフルエンザ等感染症を除く。）にあつては、発症した後五日を経過し、かつ、解熱した後二日（幼児にあつては、三日）を経過するまで。

　ロ　百日咳にあつては、特有の咳が消失するまで又は五日間の適正な抗菌性物質製剤による治療が終了するまで。

　ハ　麻しんにあつては、解熱した後三日を経過するまで。

　ニ　流行性耳下腺炎にあつては、耳下腺、顎下腺又は舌下腺の腫脹が発現した後五日を経過し、かつ、全身状態が良好になるまで。

　ホ　風しんにあつては、発しんが消失するまで。

　ヘ　水痘にあつては、すべての発しんが痂皮化するまで。

　ト　咽頭結膜熱にあつては、主要症状が消退した後二日を経過するまで。

　チ　新型コロナウイルス感染症にあつては、発症した後五日を経過し、かつ、症状が軽快した後一日を経過するまで。

三　結核、髄膜炎菌性髄膜炎及び第三種の感染症にかかつた者については、病状により学校医その他の医師において感染のおそれがないと認めるまで。

四　第一種若しくは第二種の感染症患者のある家に居住する者又はこれらの感染症にかかつている疑いがある者については、予防処置の施行の状況その他の事情により学校医その他の医師において感染のおそれがないと認めるまで。

五　第一種又は第二種の感染症が発生した地域から通学する者については、その発生状況により必要と認めたとき、学校医の意見を聞いて適当と認める期間。

六　第一種又は第二種の感染症の流行地を旅行した者については、その状況により必要と認めたとき、学校医の意見を聞いて適当と認める期間。

（出席停止の報告事項）

第二十条　令第七条 の規定による報告は、次の事項を記載した書面をもつてするものとする。

一　学校の名称

二　出席を停止させた理由及び期間

三　出席停止を指示した年月日

四　出席を停止させた児童生徒等の学年別人員数

五　その他参考となる事項

（感染症の予防に関する細目）

第二十一条　校長は、学校内において、感染症にかかつており、又はかかつている疑いがある児童生徒等を発見した場合において、必要と認めるときは、学校医に診断させ、法第十九条 の規定による出席停止の指示をするほか、消毒その他適当な処置をするものとする。

2　校長は、学校内に、感染症の病毒に汚染し、又は汚染した疑いがある物件があるときは、消毒その他適当な処置をするものとする。

3　学校においては、その附近において、第一種又は第二種の感染症が発生したときは、その状況により適当な清潔方法を行うものとする。

「学校・園において予防すべき感染症」及び出席停止期間の基準

種別	対象の感染症	出席停止期間の基準	
第一種	エボラ出血熱	第一種の感染症にかかった者については、治癒するまで。	※第一種若しくは第二種の感染症疾患者のある家に居住する者またはこれらの感染症にかかっている疑いがある者については、予防処置の施行の状況その他の事情により学校医その他の医師において感染のおそれがないと認めるまで。
	クリミア・コンゴ出血熱		
	南米出血熱		
	ペスト		
	マールブルグ病		
	ラッサ熱		
	急性灰白髄炎（ポリオ）		
	ジフテリア		
	天然痘（痘そう）		
	重症急性呼吸器症候群 (病原体がコロナウイルス属SARSコロナウイルスであるものに限る)		※第一種または第二種の感染症が発生した地域から通学する者については、その発生状況により必要と認めたとき、学校医の意見を聞いて適当と認める期間。
	中東呼吸器症候群 (病原体がベータコロナウイルス属MERSコロナウイルスであるものに限る。)		
	特定鳥インフルエンザ		
第二種		第二種の感染症（結核及び髄膜炎菌性髄膜炎を除く。）にかかった者については、次の期間。ただし、病状により学校医その他の医師において感染のおそれがないと認めたときは、この限りでない。	※第一種または第二種の感染症の流行地を旅行した者については、その状況により必要と認めたとき、学校医の意見を聞いて適当と認める期間。
	インフルエンザ (特定鳥インフルエンザ及び新型インフルエンザ等感染症を除く。)	発症した後5日を経過し、かつ解熱した後2日（幼児になっては、3日）を経過するまで。	
	百日咳	特有の咳が消失するまでまたは5日間の適正な抗菌性物質製剤による治療が終了するまで。	
	麻しん	解熱した後3日を経過するまで。	
	流行性耳下腺炎	耳下腺、顎下腺または舌下腺の腫脹が発現した後5日を経過し、かつ全身状態が良好になるまで。	
	風しん	発しんが消失するまで。	
	水痘	すべての発しんが痂皮化するまで。	
	咽頭結膜熱	主要症状が消退した後2日を経過するまで。	
	新型コロナウイルス感染症	病原体がベータコロナウイルス属のコロナウイルス（令和二年一月に中華人民共和国から世界保健機関に対して、人に伝染する能力を有することが新たに報告されたものに限る。）であるものに限る。発症した後5日を経過し、かつ、症状が軽快した後1日を経過するまで。	＊新型コロナウイルス感染症においては、「学校医その他の医師において感染のおそれがないと認めるまで」ということは該当せず、基本的に基準を短縮することは想定されない（留意事項）
	結核	病状により学校医その他の医師において感染のおそれがないと認めるまで。	
	髄膜炎菌性髄膜炎	病状により学校医その他の医師において感染のおそれがないと認めるまで。	
第三種	コレラ	第三種の感染症にかかった者については、病状により学校医その他の医師において感染のおそれがないと認めるまで。	
	細菌性赤痢		
	腸管出血性大腸菌感染症		
	腸チフス		
	パラチフス		
	流行性角結膜炎		
	急性出血性結膜炎		

感染症の予防及び感染症の患者に対する医療に関する法律（平成10年法律第114号）第6条第七項から第九項までに規定する新型インフルエンザ等感染症、指定感染症及び新感染症は、前項の規定にかかわらず、第1種の感染症とみなす。

「その他の感染症」における登校登園のめやす

種別	感染症の種類	学校・園での登校登園のめやす
※その他の感染症	溶連菌感染症	治療開始後24時間を経過して全身症状が良ければ可能
	ウイルス性肝炎（A型）	肝機能が正常になれば可能
	ウイルス性肝炎（B型・C型）	入院治療を要しなければ可能
	手足口病	熱が無く、全身状態が良くなれば可能
	伝染性紅斑（リンゴ病）	発しんのみで全身状態が良ければ可能
	マイコプラズマ感染症	急性期症状が改善した後、全身状態が良ければ可能
	ヘルパンギーナ	熱が無く、全身状態が安定すれば可能
	感染性胃腸炎	下痢・嘔吐から回復した後、全身状態が良ければ可能
	伝染性軟疣（属）腫（水いぼ）	出席停止の必要はないが、プール時に注意
	伝染性膿痂しん（とびひ）	
	サルモネラ感染症	主な症状が回復すれば可能
	カンピロバクター感染症	
	インフルエンザ菌b型（Hib）感染症	症状が安定し、全身状態が良くなれば可能
	肺炎球菌感染症	
	急性細気管支炎（RSウイルス感染症）	
	単純ヘルペスウイルス感染症	口唇・口内ヘルペスの場合、軽い症状ならばマスクなどをして可能
	疥癬	治療を始めれば可能

※「その他の感染症」は、なんらかの感染症の流行が通常以上にあった場合、その病気が重かったり、欠席者が多くて授業をしても能率が上がらなかったり、子どもたちや保護者の間で不安が大きかったりした場合に、状況に応じて学校長が学校医の意見を聞いて緊急的に「学校感染症・第三種感染症扱い」をすることもあるという意味で設けられているもので、特定の病気をあらかじめ定めてあるものではない。

※ 上記には、「その他の感染症」の例となりうる、学校でしばしば流行する感染症と、診断を受けた後の登校登園のめやすを示した。

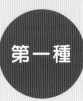

各感染症の解説と 学校・園などにおける予防方針

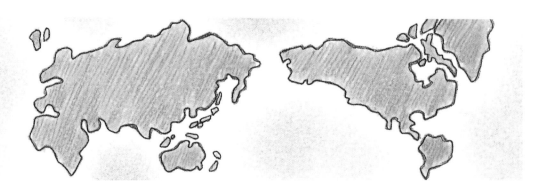

エボラ出血熱

　エボラ出血熱（エボラウイルス病）とは、中央アフリカ・西アフリカなどで時折発生する、致命率の高い（50〜80％）ウイルス性感染症です。平成26-27（2014-2015）年西アフリカの3か国（ギニア、リベリア、シェラレオーネ）を中心におよそ2万9千人の患者（うち1万1千人の死亡）発生がありましたが、国内での発生はありませんでした。その後もコンゴ民主共和国、ウガンダなどで流行がみられていますが、小規模にとどまりました。

　野生動物などがウイルスを保有していると考えられていますが、特定されていません。

　人から人への感染は、患者の血液・体液などの直接の接触によるもので、患者のそばにいるだけでは通常感染しません。

　発熱・発しん・出血が主な症状で、潜伏期間は2〜21日。流行地域からの帰国者の発熱に注意をします。

●予防方針・登校登園の基準

　原則として、患者は指定された医療機関に入院。治癒するまで出席停止となります。

クリミア・コンゴ出血熱

　クリミア・コンゴ出血熱とは、アフリカ・中近東・旧ソ連・東欧・中央アジア地域などで発生がみられる、致命率の高い（20％以上）ウイルス性感染症です。

　鳥類や野生哺乳動物がウイルスを保有し、ダニにかまれることによって人に感染をします。人から人への感染は、患者の血液・体液などの直接の接触によるもので、患者

のそばにいるという程度では通常感染しません。

　症状はエボラ出血熱などによく似ています。致命率は20％以上。潜伏期間は2～9日で、流行地域からの帰国者の発熱に注意をします。

●予防方針・登校登園の基準

　原則として、患者は指定された医療機関に入院。治癒するまで出席停止となります。

南米出血熱

　南米出血熱とは、アルゼンチン出血熱、ボリビア出血熱、ベネズエラ出血熱、ブラジル出血熱など、中南米の特定地域でまれに発生することのある出血熱の総称です。
　ネズミの血液や唾液、糞尿などから感染を受けます。
　人から人への感染は、患者の血液や体液などの直接の接触によるもので、患者のそばにいるという程度では通常感染しません。
　症状はエボラ出血熱やマールブルグ病と共通ですが、致命率はエボラよりはやや低く、30％以上とされています。潜伏期間は6～17日で、流行地域からの帰国者の発熱に注意をします。

●予防方針・登校登園の基準

　原則として、患者は指定された医療機関に入院。治癒するまで出席停止となります。

ペスト

　ペストは大正15（1926）年以降日本での患者発生はありませんが、アジア（中国・インド・ミャンマー・ベトナム）・アフリカ・南米・北米などではいまでも時折発生がみられます。ネズミ、イヌ、ネコなどがペスト菌を保有しており、ノミに刺されることによって人に感染をします。ペストは、リンパ節への感染が主である腺ペストと、肺に感染する肺ペストが代表的です。腺ペストは人から人へは感染をしませんが、肺ペストは重症感染症で、容易に人から人へ飛沫感染をします。潜伏期は、腺ペストは2～6日、肺ペストは2～4日。
　腺ペストは発熱とリンパ節の腫脹・疼痛、肺ペストは発熱・咳・血痰・呼吸困難などが主な症状です。治療が遅れた場合は50％以上の致命率、ことに肺ペストは致命的ですが、現在の世界のペスト患者の多くは腺ペストです。

●予防方針・登校登園の基準

　原則として、患者は指定された医療機関に入院。治癒するまで出席停止となります。肺ペストは感染力が高いので、患者との接触者には抗菌薬（抗生剤）による予防的治療が必要となります。

マールブルグ病

　マールブルグ病とは、アフリカ中東部・南アフリカなどで、まれに発生する致命率の高い（20％以上）ウイルス性感染症です。

　野生動物などがウイルスを保有していると考えられていますが、特定されていません。

　人から人への感染は、患者の血液・体液などの直接の接触によるもので、患者のそばにいるという程度では通常感染しません。

　症状はエボラ出血熱と共通ですが、エボラよりは軽くすむことが多いといわれます。潜伏期間は3〜9日で、流行地域からの帰国者の発熱に注意をします。

●予防方針・登校登園の基準

　原則として、患者は指定された医療機関に入院。治癒するまで出席停止となります。

ラッサ熱

　ラッサ熱とは、中央アフリカ・西アフリカ一帯で年間20万人くらいの患者がいると推定されているウイルス性感染症です。

　ネズミの糞尿などから感染を受けます。

　人から人への感染は、患者の血液・体液などの直接の接触によるもので、患者のそばにいるという程度では通常感染しません。

　症状はエボラ出血熱やマールブルグ病によく似ていますがやや軽症で、致命率は1〜2％です。

　潜伏期間は6〜17日で、流行地域からの帰国者の発熱に注意をします。

●予防方針・登校登園の基準

　原則として、患者は指定された医療機関に入院。治癒するまで出席停止となります。

急性灰白髄炎 (ポリオ・小児麻痺)

　ポリオは、ポリオウイルスに感染した人の便、唾液などを介して人から人へと感染するウイルス性感染症です。典型的なポリオは、7～12日間の潜伏期間の後に発熱を伴うかぜ症状が現れ、解熱に相前後して筋肉に力が入らないだらんとした手足の麻痺 (弛緩性麻痺) が突然現れます。麻痺部分の筋肉には痛みがあります。呼吸器系に麻痺が及ぶと致命的です。典型的なポリオの症状が現れるのは、ウイルスの感染を受けた人の0.1～2％程度ですが、いったん現れた麻痺は一生涯残ることが少なくありません。WHO (世界保健機関) を中心に、世界中が地球上からのポリオ根絶 (eradication) を目標として世界中の子どもにワクチンが行き渡る活動を行っており、世界のどこでもポリオワクチン接種が行われています。その結果、南北アメリカ、日本や多くのアジアの国々を含む西太平洋地域、ヨーロッパ、そしてインドを含む南東アジア地域、アフリカ地域などからポリオという病気はほとんどなくなり根絶まであと一歩というところまで来ていますが、貧困及び戦争による紛争地域などでのポリオ根絶は大変な困難を伴っています。

●予防方針・登校登園の基準

　原則として患者は指定医療機関に入院。急性期の症状が治癒するまで出席停止となります。身近にはポリオという病気がなくても、病気への備え (予防) は世界中のどこでもまだ必要な段階です。ポリオのワクチンをきちんと受けているかどうか、注意をして下さい。平成24 (2012) 年から、国内ではそれまでの生ワクチン (飲む経口型：OPV) から不活化ワクチン (注射型：IPV) に変更されています。現在ではほとんどの場合、ジフテリア・百日咳・破傷風 (DPT) ワクチンと混合された、DPT-IPV4種混合ワクチンが国内で使われており、DPT-IPV-Hib (ヘモフィルスインフルエンザ菌) 5種混合ワクチンも使われるようになりました 。

ジフテリア

　ジフテリアとは、ジフテリア菌の感染による細菌性呼吸器感染症です。国内では現在では発生ゼロが続いていますが、予防接種が普及していないあるいは予防接種の実施に問題がある国などでは流行的発生がいぜんみられており、死亡者もみられます。

　飛沫感染により、2～7日の潜伏期の後に発熱・咽頭痛・頭痛・倦怠感・嚥下痛などではじまり、鼻づまり・鼻血・かすれ声・呼吸困難・呼吸筋の麻痺などが続きます。適

切な治療により重症になることはまれとなりましたが、死に至ることのある疾患としての注意が必要です。

●予防方針・登校登園の基準

原則として患者は指定医療機関に入院。治癒するまで出席停止となります。国内で原則として患者は指定医療機関に入院。治癒するまで出席停止となります。国内での発生はまれでも、病気への備え（予防）は必要です。

ジフテリアのワクチン（ジフテリア・百日咳・破傷風DPT3種混合、現在ではほとんどがポリオを含むDPT-IPV4種混合、最近ではHibワクチンを含む5種混合ワクチンも登場）を4回、及び小学校6年でのジフテリア・破傷風のDT2種混合ワクチン1回）を受けているかどうか、普段から確認をしておいて下さい。

天然痘（痘そう）

天然痘（痘そう）は、感染力が強い死に至る疫病として、あるいは治癒しても顔に醜い瘢痕が残るため、人類を長く悩ませてきました。しかし天然痘ワクチン（種痘）の普及、そして世界中の協力と積極的な活動によって、昭和55（1980）年WHO（世界保健機関）は天然痘の世界根絶宣言を行なっています。以来、種痘は世界中で行なう必要がなくなり、これまでに世界中で天然痘患者の発生はありません。

しかし、せっかく根絶した天然痘の病原体（天然痘ウイルス）を悪用しようとする動き、すなわち世界のどこかで生物兵器（バイオテロ）として使用するかもしれない、という心配度が高まっていることにより、その対策が世界中でとられるようになっています。わが国でも天然痘ワクチン（種痘）を緊急用として備蓄しています。なお、学校保健安全法で規定されている感染症ではありませんが、最近知られるようなったエムポックス（旧称：サル痘）の予防には天然痘のワクチンが利用されます。

●主な症状

高熱、水ぼうそうのような水疱性の発しんが特徴です。潜伏期間は7〜16日。

●学校・園での注意・登校登園の基準

原則として患者は指定医療機関に入院。治癒するまで出席停止となります。日常の学校・園生活での注意は特にありませんが、もし発生すればその状況に応じて対応することになります。

SARS（サーズ）

　SARS（Severe Acute Respiratory Syndrome：重症急性呼吸器症候群）は、平成15（2003）年に世界中で流行が見られた、新しいウイルス（SARS コロナウイルスと命名）による、呼吸器感染症（ことに重症の肺炎）です。WHOと世界の協力で、その流行は同年7月におさまり、平成16（2004）年4月以降新たな患者発生やウイルスは見られていませんが、世界中で監視は続けられています。

　人から人への感染は、発熱で発症している患者の咳・くしゃみ・唾液等の飛沫によるもの（約1メートルの範囲）で、肺炎になると他の人への感染力が高まります。一方、潜伏期間（平均4〜6日）での感染力はほとんどありません。致命率は10％ほどですが、小児の患者はまれです。

●予防方針・登校登園の基準

　原則として患者は指定医療機関に入院。治癒するまで出席停止となります。

MERS（マーズ）

　MERS（Middle East Respiratory Syndrome：中東呼吸器症候群）は、平成24（2012）年に新たなウイルス（MERSコロナウイルスと命名）が原因であることが明らかになった重症肺炎で、中東地域を中心に流行が拡大しました。平成27（2015）年には、中東から帰国した人をきっかけにして韓国で院内感染としての流行があり、日本国内でも警戒されましたが、幸い韓国での流行はおさまり、日本国内での患者発生はありませんでした。しかしサウジアラビアなどでの患者発生は少数ながら続いているので、引き続き警戒は必要です。

　人から人への感染は、発熱で発症している患者の咳・くしゃみ・唾液等の飛沫によるもの（約1メートルの範囲）で、肺炎になると他の人への感染力が高まりますが、町や乗り物の中など一般生活の中での感染はほとんどありません。

●主な症状

　潜伏期間は2〜14日（多くは5日前後）で、発熱や咳で発症します。中東での致死率は40％と高いのですが、その多くは慢性疾患が基礎にある人たちで、健康な人や小児での発症・重症化はまれです。

●予防方針・登校登園の基準

　原則として患者は指定医療機関に入院。治癒するまで出席停止となります。感染経路として、MERS患者との密接な接触のほか、感染源であるラクダとの接触が考えられています。中東地域でラクダとの不用意な接触、火が十分通っていないラクダの肉・生ミルク類の飲食は避けた方が良いと思います。

鳥インフルエンザ
（H5N1，H7N9などの、特定鳥インフルエンザ）

　A型インフルエンザウイルス（H5N1）あるいはA型インフルエンザ（H7N9）などは、本来鳥類に感染するウイルスです。鴨などの水鳥類には通常症状が出ませんが鶏などの家禽類が感染すると致命的になる典型的なウイルスがH5N1で、H7N9は家禽類に感染しても症状がはっきりしません。以前は鳥から人に直接感染することはないとされていましたが、鶏類などの間での流行の影響を受け、割合からすれば極めて稀ですが、直接の病鳥との接触などにより人が感染を受けると重症になりやすいことなどが分かってきました。一時鳥の間での流行は少なくなったのですが、最近また増加傾向にあり、国内外の養鶏場などで警戒が続けられています。

　人での感染は今でも非常に稀ですが、感染を受けた人のほとんどは病気になった鳥とのごく近い距離（1～2メートル以内）での接触が感染のきっかけになっており、少し離れた距離での感染、野鳥からの直接の感染、人から人への感染の広がりは基本的にありません。しかしウイルスの変化によって人から人へ容易に感染が広がることが想定されるため、人にとって新たなインフルエンザウイルスの出現（新型インフルエンザの出現）への警戒と準備が続けられています。

　わが国でもし鳥インフルエンザウイルス（H5N1）あるいは（H7N9）型による発症者が見つかった時には、感染症法による第二類疾患としての扱いになります。今すぐ学校や園などで問題になるような病気ではありませんが、学校保健安全法でも警戒の意味で第一種の学校感染症とみなされることになりました。万一の発生と感染の拡大に対しては、その対策、予防、医療などに関する、行動計画・ガイドラインなどが作成されています。

　なお、日本国内でも野鳥や家禽、動物園の鳥などから鳥インフルエンザウイルスが見つかることがあり、養鶏場などでは鶏の殺処分が行なわれますが、これまでのところ感染の拡大はありません。また日本国内での人の発症者はありません。

●主な症状

　感染者の多くには、高熱、咳、呼吸困難、下痢などの症状があり、潜伏期間はおおむね2〜7日と考えられています。ただし、ごく軽くすみ、気がつかないような場合もあるようです。

●学校・園での注意・登校登園の基準

　原則として患者は指定医療機関に入院。治癒するまで出席停止となります。現在のところ日常の学校・園生活での注意は特にありませんが、世界での発生状況に応じて対応することになります。学校・園で飼育している鳥類については、一般的な飼育の注意を超えての過剰な注意は不要です。

各感染症の解説と学校・園などにおける予防方針

インフルエンザ（季節性インフルエンザ）

　インフルエンザは世界中でみられるインフルエンザウイルスによる呼吸器感染症で、新たなタイプによる新型インフルエンザに対して、季節性を持って毎年流行しているインフルエンザという意味で通常のインフルエンザを「季節性インフルエンザ」と呼ぶことがあります。日本全体では11〜12月頃に流行が始まり、1〜3月に大きい流行となり4〜5月にかけて減少しますが、その年によって流行の規模や幅、ピークの時期は異なり、新型コロナウイルスが発生した2021〜2022年は世界中でその発生が極端に少なくなりました。インフルエンザウイルスはA・B・Cの3型に分けられますが、流行するのはA型（H3N2香港、H1N12009年パンデミック型の2種類）とB型（山形系統とビクトリア系統の2種類）です。インフルエンザウイルスA型、B型は人の免疫を巧みにすり抜けてウイルスが細かい変化を続けるため、人は何回もインフルエンザにかかることになってしまいます。ワクチンは流行に合わせて毎年作り替えられるので、そのシーズンに応じたものを毎年接種することになります。

●主な症状

　典型的なインフルエンザは、突然現れる高熱・頭痛・全身のだるさ・筋肉や関節の痛みなど普通のかぜよりも症状が激しいことが特徴ですが、ごく軽いインフルエンザは「その他のウイルス感染などによるかぜ」と区別できません。高齢者での肺炎や幼児での脳症などの重症合併症をおこしやすいこともその他のかぜと異なる点です。正確にインフルエンザと診断するためには、のどや鼻からウイルスを証明したり、血液検査によってインフルエンザウイルスの感染を確認する必要があります。最近ではそのために、迅速診断キットがよく利用されるようになりましたが、検査のタイミングがあまり早すぎたり、あるいは発症から何日もたってしまうと結果がうまく出ないことがあります。

　インフルエンザは基本的には自然に回復する病気ですが、呼吸が速い・息苦しくなる・胸が痛いなどは肺炎を、ボーッとしている・反応が悪い・異常な行動をとる・ひきつけるなどは急性脳症やその他の重症合併症のサインかも知れず、要注意です。

●治　　療

　国内では多くの場合、抗インフルエンザウイルス薬が使われます。その使用、種類などは医師による判断が必要です。

　細菌感染による肺炎などを併発していない限り、抗菌薬（抗生剤）は無効です。安静・保温そして加湿と換気は重要です。食事よりも水分の補給が優先します。解熱剤の使いすぎは経過を長引かせたり、合併症の存在を見誤ったり、急激な解熱による虚脱状態（ショック）を引き起こしたりすることがあるので、注意が必要です。

　鎮痛解熱剤であるアスピリンは小児に対してライ症候群という致命的な脳症を併発することがあるので、小児のインフルエンザに対しては使ってはいけません。ジクロフェクナトリウム、メフェナム酸などの成分が入っている解熱剤も小児のインフルエンザ脳症をさらに悪化させることがあるので、わが国では小児には使わないようになっています。小児に対して解熱剤を使うのであれば比較的安全なアセトアミノフェンという種類を用います。解熱剤の使用にあたっては、あらかじめ医師・看護師・薬剤師などに相談しておくとよいでしょう。

　抗インフルエンザウイルス薬が、国内ではよく使われるようになりました。抗インフルエンザ薬の使用が、突然の異常行動（走り出す、飛び出すなど）の発生、それに続く高層階からの転落死や大けがに結びつくのではないかとの考えもあるところから、長年にわたる調査研究が行われました。その結果、抗インフルエンザ薬を使用しない場合や解熱剤（アセトアミノフェン）単独の使用でも異常行動が見られることが明らかとなり、インフルエンザそのものの影響である可能性が高いことが結論付けられました。インフルエンザにかかった子どもたちに対しては、抗インフルエンザ薬の使用の有無にかかわらず時々その様子を見る、また異常行動発生後の重大事故を防ぐためにあらかじめ扉や窓はきちんとカギをかける、窓際には寝かさない、異常行動に気づいたらすぐに抱きかかえるなどの注意が必要です。なお異常行動は小学校入学前後の年齢からみられることが多く、男児に圧倒的に多く生じますが、女児でも発生はあります。

●予　　防

　インフルエンザの予防方法として世界的に認められているのはワクチン接種です。インフルエンザワクチンは、はしかや風しんのワクチンほどの高い効果

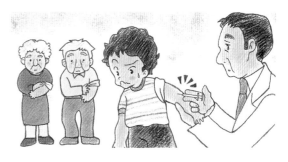

はありませんが、重症化予防の効果が確認されており、ことに高齢者や、基礎疾患を持つ人に対しては積極的にワクチンの接種を受けることが勧められます。一般的な予防方法としては、マスクや手洗い、そして口腔内を清潔にするためのうがいなどが勧められます。またインフルエンザやかぜの引き始めや、治りかけの時などは、他の人への感染を予防するためにマスクをつけて頂きたいところです（エチケットマスク）。

●登校登園の基準

　発症した後（発熱の翌日を1日目として）5日を経過し、かつ解熱した後2日を経過するまで出席停止となります（幼児にあっては、発症した後5日を経過し、かつ解熱した後3日を経過するまで）。抗ウイルス薬によって早期に解熱した場合も感染力は残るため、発症5日を経過するまでは欠席が望ましい、とされています。本人の回復の確認だけではなく、集団生活の中で感染の広がりを防ぐ、という意味があります。

例1

幼児

発症	1日目	2日目	3日目	4日目	5日目	6日目
		解熱	1日目	2日目	3日目	4日目
						登園できます

小学生～

発症	1日目	2日目	3日目	4日目	5日目	6日目
		解熱	1日目	2日目	3日目	4日目
						登校できます

例2

幼児

発症	1日目	2日目	3日目	4日目	5日目	6日目	7日目
			解熱	1日目	2日目	3日目	4日目
							登園できます

小学生～

発症	1日目	2日目	3日目	4日目	5日目	6日目
			解熱	1日目	2日目	3日目
						登校できます

例3

幼児

発症	1日目	2日目	3日目	4日目	5日目	6日目	7日目	8日目
				解熱	1日目	2日目	3日目	4日目
								登園できます

小学生～

発症	1日目	2日目	3日目	4日目	5日目	6日目	7日目
				解熱	1日目	2日目	3日目
							登校できます

百 日 咳

　百日咳は、特有な咳（コンコンと激しくせき込んだ後、ヒューという笛を吹くような音をたてて息を吸う）がおよそ百日にもわたって続く、百日咳菌による細菌性呼吸器感染症です。

●主な症状

　主に7〜10日の潜伏期の後、ごく普通のかぜ症状から始まり、やがて特有の咳が発作的に現れるようになります。

　約1か月の急性期を過ぎると咳の回数は少なくなりますが、1日に数回の発作性の咳はその後も長く続き、回復には3か月近くを要することがあります。

　肺炎・鼻出血・結膜出血などはよくみられる合併症です。激しい咳の後に脳出血を起こし、死に至ることがまれにあります。新生児や乳児では咳はあまり出なくても突然息がつまる無呼吸発作を起こすことがあり、危険です。合併症がなくともその咳は頑固で、小児にとってはつらい病気の一つです。最近では、年長の子どもたちあるいは成人の長引いている頑固な咳の原因が百日咳であることが結構多いことがわかってきました。症状は小児ほどひどくないことが多いのですが、感染源となるので、ことに予防接種前の乳児や新生児への接触には注意が必要です。

●予　　防

　症状が重くなりやすい乳児期のうちにワクチン接種（ジフテリア・百日咳・破傷風DPT3種混合あるいはポリオを含むDPT-IPV4種混合、あるいはHibワクチンを含む

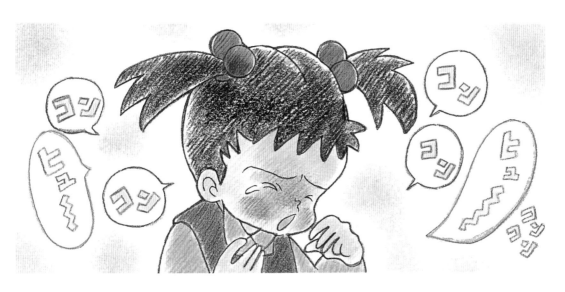

DPT-IPV-Hib5種混合ワクチン）を4回始めておくことがもっとも重要で、園や学校などではワクチン接種がすんでいるかどうかの確認を普段からしておくようにして下さい。

●登校登園の基準

　感染期間は咳が出現してから4週目頃までありますが、適切な抗菌薬（抗生剤）による治療がおこなわれていれば、開始後5日程度で感染力は著しく弱くなるので、出席停止期間は、特有の咳が消失するまで又は5日間の適切な抗菌薬療法が終了するまで、となっています。

麻しん (はしか)

　麻しんはワクチンにより発病を予防できる代表的な疾患で、WHO（世界保健機関）は世界的に麻しん排除（measles elimination）活動を展開しています。日本でも国内で流行していた麻しんウイルスは消え去ったため、平成27（2015）年にWHOより麻しん排除を達成した国として認定されました。しかしときおり海外からウイルスが持ち込まれることによる発病（海外で感染した人が日本で麻しんを発病する）がありますが、最近は多くの人たちが普段からきちんとワクチンを受けているので、海外からの持ち込まれ発生があっても、そこからの大きい拡がりは防がれています。しかし、一旦麻しんになってしまうと今でも有効な治療法はなく、命が奪われる、あるいは一生涯その後遺症に悩むことがある重症疾患であることに変わりはありません。

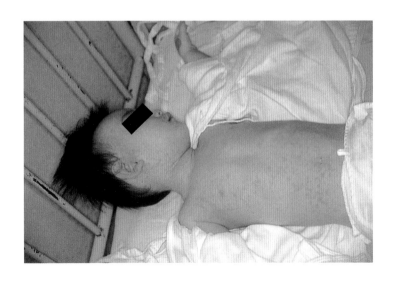

●主な症状

　典型的な麻しんは、9〜12日間の潜伏期を経て発熱・咳・鼻水などのかぜ症状が最初に現れます。咳は次第に強くなり、結膜が充血、目やにが現れてきます。3〜4日目で一時熱が下がるかのようにみえますが再び高熱となり、この頃に頬の裏側に白い小さいポツポツ（コプリック斑―麻しんに特有の症状：写真下）が現れます。その翌日頃から紅い小さな発しんが全身に出現します（写真左）。咳・目やにはますますひどくなり、高熱もさらに数日間持続します。

　肺炎・脳炎などの合併症の出現はこの時期にもっとも多くみられますが、何事もなければやがて解熱、全経過10日から2週間ほどで一般状態が改善します。ワクチンを1回受けている人の場合、はしか？と思うくらい軽い症状のことがありますが、他の人への感染力もあるので、2回のワクチン接種が必要です。2回接種を受けた方で、発熱や軽度の発疹が出現することがありますが、その場合は気付かないくらいの軽い症状で、他の人への感染（二次感染）もほとんどなく、2回接種することが大切です。

●学校・園などで発生したら

　感染力のピークはコプリック斑（写真下）の出現直前あたりですが、熱の出始めの頃よりすでに感染力が始まっています。

　つまりかぜとして休んでいた子から「麻しんでした」という連絡があったときは、すでに麻しんウイルスはクラスに撒き散らされているものと考えられます。

　麻しん患者が発生すると、医師より保健所に届け出が行われ、ウイルスに関する検査が各地の衛生研究所（筆者の勤務先もその一つです）で行われます。麻しんにかかっ

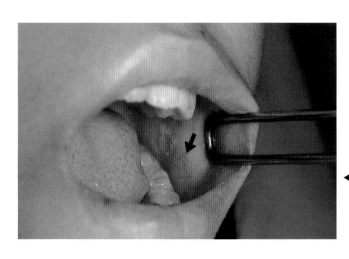

← 矢印のあたりがコプリック斑。白いポツポツが見えます。

たこともなくワクチンを受けたこともない子どもたちと教職員などには、速やかにワクチン接種を行っておく必要があります。1回しかワクチンを受けていない子どもたちや教職員は、できるだけ2回目のワクチン接種（通常、麻しん風しん混合MRワクチンが使われます）を受けておくようにして下さい。

●予　　防

　麻しんがいったん発生すると、その広がりを防ぐための対策は大変なので、あらかじめの予防が重要です。入園時やその後の健康診断、入学時健診やその後の健康診断などを利用してワクチン未接種者には接種をすませておくことをぜひ勧めて下さい。麻しんのワクチンは、1期：生後1歳の時（1歳になったらなるべく早く）、2期（小学校入学前の1年の間）に定期接種として行われます。小学校以降では2回のワクチン接種がすんでいることが必要です。大人でも、麻しんに罹ったことがない、あるいはワクチンをこれまでに受けていないか1回しか受けていない場合には、合計2回の麻しんワクチンの接種をすませておくことが強く勧められます。特に教職員などでは個人の防衛のためにも、自分が子どもたちへの感染源とならないためにも、合計2回の麻しんワクチンの接種をすませておくことが必要です。この場合のワクチンは通常麻しんと風しんの混合ワクチン（MRワクチン）が用いられます。

●登校登園の基準

　解熱した後3日を過ぎるまで出席停止となります。この頃には他人への感染力はほぼ消失してはいますが、咳は残り、体はまだ消耗状態にあります。麻しんはかなり全身状態がおかされる疾患なので、十分体力が回復してからでないと通常の生活に戻るのは無理があります。また免疫機能も低下するので、回復後も1か月くらいは他の病気に対する警戒が必要です。

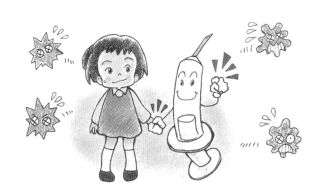

風　し　ん

　風しんも麻しんと同様にワクチンにより発病を予防できる代表的な疾患です。WHO（世界保健機関）は麻しんに続いて、風しんおよび先天性風しん症候群も世界からなくそうという活動（排除：elimination）をしています。日本では麻しんとともに風しんもかなり少なくなりましたが、2012〜2013年、免疫のない成人での流行がみられました。風しんそのものは比較的軽い病気ですが、妊娠初期の女性が感染するとおなかの赤ちゃんに影響がおよび、視力や聴力障害、先天性心疾患、発育障害などのハンディキャップをもつ先天性風しん症候群（CRS：Congenital Rubella Syndrome）の発生が問題になります。この流行は成人男性の流行が中心でしたが、妊婦にも少なからず感染が及び、ほとんど発生がなくなっていたCRS児の発生も45例に増加してしまいました。そこで日本では、「風しんに関する特定感染症予防指針」を策定しできるだけ早くCRSをゼロにして、東京オリンピックの平成32（2020）年までに、麻しんのように風しんを排除（elimination）することを目標としました。2020年までの達成は叶いませんでしたが、新型コロナウイルスのパンデミックによる影響で、麻しん同様海外からの持ち込まれ感染は極めて少なくなり、排除（elimination）状態となりました。しかし免疫の低い成人男性へのワクチン接種の呼びかけへの反応は低く、成人男性への接種（定期第5期接種）は継続されています。風しん予防の目的は、個人が風しんにかからないようにすることだけではなく、妊婦への風しん感染を防止して、私たちの赤ちゃんが健やかに生まれてくることを期待するものです。

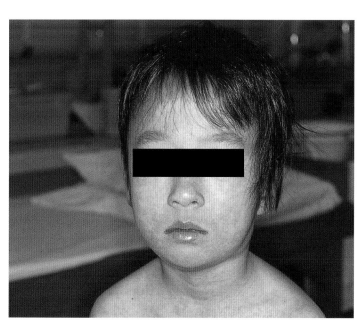

●主な症状

　主に16〜18日の潜伏期の後、発熱と紅く細かい発しんがほぼ同時に現れます。3日間ほどで解熱し、発しんが消えるまでにはさらに数日間を要することがあります。

　リンパ節（ことに耳の後ろと頸部）は発しんの出現する数日前より腫れはじめ、発しんが消えたのちもしばらく続きます。

　約6000人の風しんに1人が急性脳炎に、約3000人に1人の割合で血小板減少性紫斑病などを合併することがありますが、大多数は約1週間ほどで自然に回復します。大人では、手指のこわばりや痛みを訴えることが珍しくありません。

　溶連菌による発しん、あまり典型的ではない伝染性紅斑など風しんとよく似ているその他の発しん性疾患は多く、診断を確かにするためにはウイルスを確認する検査が必要になります。風しん患者が発生すると、医師より保健所に届け出が行われ、ウイルスに関する検査が各地の衛生研究所（筆者の勤務先もその一つです）で行われます。

●学校・園などで発生したら

　風しんは発しんが出現する前から感染力があるので、風しん患者に気づいたときにはもうクラスにウイルスは撒き散らされています。風しんにかかったこともなくワクチンを受けたこともない子どもたちと教職員などには、至急ワクチン接種を行っておく必要があります。1回しかワクチンを受けていない子どもたちや教職員は、できるだけ2回目のワクチン接種（通常、麻しん風しん混合MRワクチンが使われます）を普段から受けておいて下さい。

●予　　防

　風しんがいったん発生すると、その広がりを防ぐための対策は大変なので、あらかじめの予防が重要です。入園時やその後の健康診断、入学時健診や、その入学後の健康診断などを利用してワクチン未接種者には接種をすませておくことをぜひ勧めて下さい。風しんのワクチンは、1期：生後1歳の時（1歳になったらなるべく早く）、2期（小学校入学前の1年

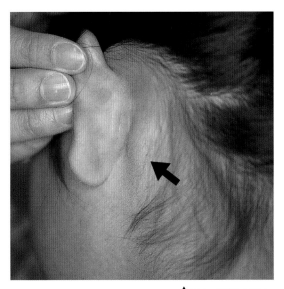

↑リンパ節の腫れ

間）に定期接種として行われます。小学校以降では2回のワクチン接種が行われていることが必要です。

　大人でも、風しんに罹ったことがない、あるいはワクチンを受けていないか、1回しか受けていない場合には、特に教職員などでは個人の防衛のためにも、自分が子どもたちや妊婦への感染源とならないためにも、風しんワクチンの接種が勧められます。ワクチンは通常麻しんと風しんの混合ワクチン（MRワクチン）が用いられます。

　風しんワクチンの目的は、個人が風しんにかからないようにすることと同時に、成人女性への風しん感染を防止することによって先天性風しん症候群（CRS）の発生を予防することにあります。これから生まれてくる子どもたちをCRSから守るためには、直接関係のある女性ばかりではなく、感染のもととならないように男性の予防も重要です。

●登校登園の基準

　紅い発しんが消失するまで出席停止となります。ウイルスの排泄期間は、発しん出現の前後約1週間といわれていますが、解熱すると感染力は急速に消失するので、発しんだけが黒ずんだようになって長引いているような場合は、通学可能として差し支えないと考えられます。

　ただし、発しんが実は紫斑（出血性の斑点）であったり、また脳炎の発生は一旦解熱してから発生することも多いので、合併症に対する観察は慎重に行う必要があります。

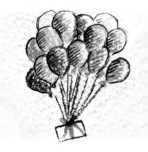
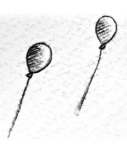

成人女性の風しんに対する注意

　妊娠前半期の女性が風しんに感染すると、胎児の異常（先天性風しん症候群—CRS：Congenital Rubella Syndrome、主症状：未熟児、白内障、心疾患、難聴など）が高率におこります。

　風しんにかかったかどうか、風しんワクチンをしたかどうか不明の人（ことに子どもに接触する機会の多い女性—保育士、学校・幼稚園の教職員など）は、早めに小児科医、産婦人科医などに相談して下さい。女性だけではなく男性も、風しんの抗体を持っていることを確認するか、あるいは風しんワクチン接種をすませておく（通常は麻しん風しん混合MRワクチンが利用されます）ことをおすすめします。多くの自治体では抗体検査は無料としており、第5期接種（昭和37年度〜昭和53年度生まれの男性）を除いた成人の風しんワクチン接種は任意接種となりますが、ワクチン接種料を一部負担している自治体もあります。検査・ワクチン接種などに関しては、お住まいの区市町村などにお尋ねください。私たちの未来の子どもたちの健やかな成長のために。

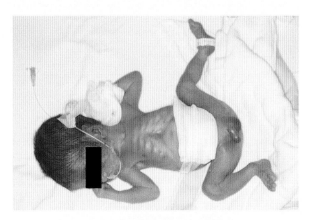

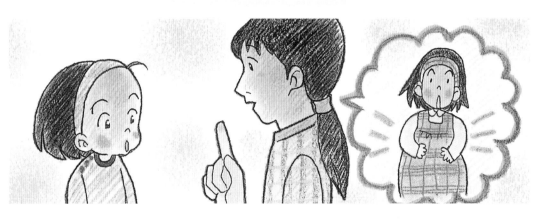

水痘（みずぼうそう）

　水痘（みずぼうそう）は、小学校低学年および幼稚園・保育園などでの代表的な流行性疾患ですが、平成26（2014）年10月より2回の水痘ワクチンが定期接種となり、子どもたちのみずぼうそうは激減してきました。しかし、感染を受けないまま大人になり、初めて感染を受けてしまう方は、まだまだおられます。大人の場合には小児より重症になりやすい傾向があるので注意が必要です。

●主な症状

　14〜21日の潜伏期間の後、数個の紅い小さな発しん（小紅丘しん）が現れ、その発しんの中心が半日〜1日で水疱となって水痘であることが明らかになります。

　水疱は1〜3日で黒いかさぶた（痂皮）となりますが急性期には次々と新しい発しんが全身に出現し、すべての発しんが痂皮になるまでには約1週間を要します。

　多くは発しんのあと（瘢痕）が残ることもなく治癒しますが、皮膚をかきむしったことなどによる細菌の二次感染のため、瘢痕が残ることがあります。

　まれな合併症として、脳炎・髄膜脳炎・小脳失調症・肺炎・血小板減少症などがあります。副腎皮質ステロイドホルモン剤や免疫抑制剤などが使用されているなど免疫機能が低下している場合には、致命的な経過をたどることがありますが、抗ウイルス薬による治療も可能になり、以前よりは死亡例は少なくなりましたが、成人での重症例の報告が時々あります。

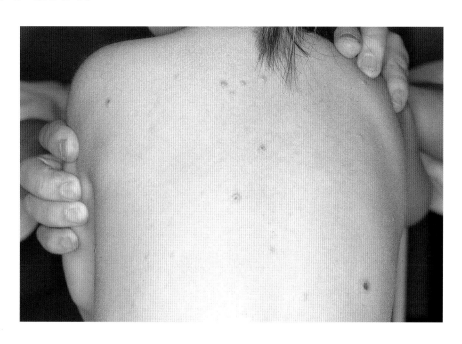

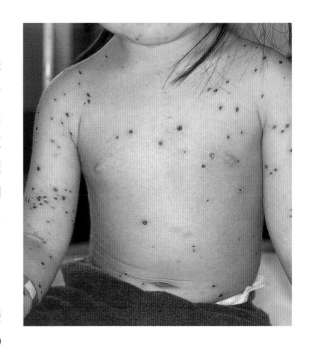

●学校・園などで発生したら

水ぼうそうウイルスの感染力は、発しんの出現する1～2日前からすでに始まっているので、水ぼうそうに気づいたときにはもうクラスにウイルスは撒き散らされています。緊急のワクチン接種は、最初の患者からの感染予防には間に合いませんが、次から次へと水ぼうそうが広がることが防げます。

●予　防

水痘ワクチンは、1歳を過ぎると接種が可能です。重大な副反応の発生の報告はほとんどありません。1回のワクチンによって完全に水痘を予防できる割合は70～80％ほど、10～20％はワクチン接種にもかかわらずごく軽い水痘になることがあります。平成26（2014）年10月から、1歳をすぎたら1回、3か月以上の間隔をあけて2回目の接種を生後36か月までに（標準的には生後12か月から生後15か月までの間に1回、1回目の接種から6か月から12か月後位に追加接種）定期接種として行われるようになり、水ぼうそうの患者数は激減しました。

子どもに接することの多い大人の未感染者（未接種者）は、個人の防衛のためにも、自分が子どもたちへの感染源とならないためにも任意接種となりますが水痘ワクチンの接種が勧められます。なお水痘ワクチンは、高橋理明博士らによって世界で初めて開発され、今は世界中で使用されています。

●登校登園の基準

水痘の感染力は発病前日からすべての水疱が痂皮化する（かさぶたになる）まで続くので、すべての発しんが痂皮化するまで出席停止となります。感染力の強い水痘の広がりを防ぐためには、この出席停止期間を厳密に守ってもらう必要があります。

水痘（水ぼうそう）と帯状疱しん

　水痘ウイルスは、水ぼうそうが治ってもその人の体内（神経節細胞内）に潜伏し続けます。日常は何も起こりませんが、生体の免疫反応の変化などによって潜伏していたウイルスが再び皮膚に帯状疱しんとして現れることがあります。多くは高齢者となってからの発症ですが、青壮年や小児での帯状疱しんも少なからずあります。

　つまり水痘ウイルスの初めての感染が水痘で、体内に潜んでいた同じウイルスが再び病原性を発揮したものが帯状疱しんです。帯状疱しんの感染力は弱いのですが、水ぼうそう未感染者が帯状疱しん患者からウイルスの感染を受けると、水ぼうそうになります。

　水ぼうそうは発しんの直接の接触のほかに空気を介する空気感染（飛沫核感染）もありますが、帯状疱しんは直接の接触に注意をすれば感染を防ぐことができるので、水痘のように第二種の感染症に分類されていません。

　なお、平成28（2016）年3月より、50歳以上の方の帯状疱しんの予防として水痘ワクチン（生ワクチン）を接種することができるようになりました。また帯状疱疹そのものを予防するためのワクチン（不活化ワクチン）も国内で導入されました。いずれも任意接種として行われます。

●帯状疱しんの、学校・園での対応のめやす

　すべての発しんが痂皮化するまでは感染力がありますが、水痘ほど感染力は強くなく、また水痘のような空気感染・飛沫感染はありません。可能な範囲で病変部が適切に被覆してあれば接触感染を防げるため、登校登園は可能と考えられます。ただし水痘の免疫のない小児が帯状疱しん患者に接触すると水痘にかかるため、1歳以上で水痘ワ

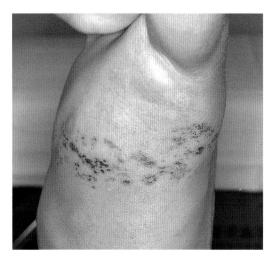

クチン未接種者は、ワクチンをすませておいた方が良いと思います。

流行性耳下腺炎（おたふくかぜ・ムンプス）

　おたふくかぜとは耳下腺が腫れる流行性疾患の一般的な名称で、流行性耳下腺炎あるいはムンプスともよばれます。その原因の大半はムンプスウイルス感染によるもので、この場合は一度感染すれば終生免疫が成立する「二度なし病」です。

　しかしムンプスウイルス以外のウイルスや細菌の感染によっても耳下腺が腫れることがあるので、おたふくかぜに2回以上かかったという子どもたちが出てきます。おそらくそれぞれ異なったウイルスや細菌の感染で、似たような症状を繰り返したものと考えられます。「繰り返されるおたふく（反復性耳下腺炎）」は、年齢とともに繰り返す回数が少なくなり、やがて忘れてしまうものがほとんどですが、耳下腺から口腔内へつながる耳下腺管の形態異常であったり、全身性疾患の一症状であったりすることもあるので、何回も繰り返されるおたふくかぜのような症状の場合には、精密検査が必要となることがあります。

●主な症状

　通常は両側または片側の耳下腺の腫れと微熱程度で、約1週間の経過で回復します。顎下腺や舌下腺の腫脹だけの場合もあります。

　男性に精巣炎が合併する（子どもができない）ことはまれと考えられていますが、発熱・頭痛・嘔吐などを主な症状とする急性髄膜炎がおたふくかぜの約100人に1人ほど、おたふくかぜの500〜1000人に1人ほどの割合で難聴が発生します。急性髄膜炎

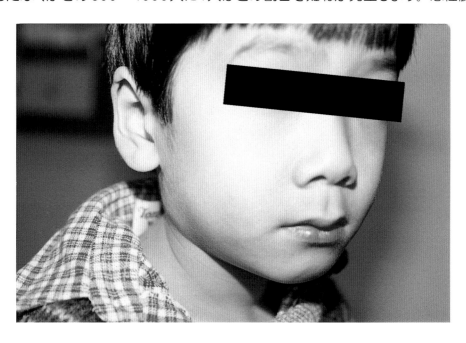

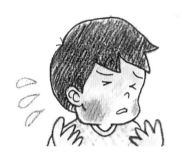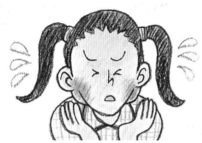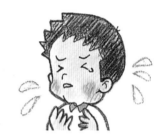

は自然に回復することが多いのですが、難聴は難治性で片側の耳の難聴であることが多いので気づかれにくく、おたふくかぜの経過中や回復後には、会話やテレビなどの音を聴きとれているかどうか注意してください。高度難聴の場合も多く、日常生活に支障をきたすことも稀ではないことが、日本耳鼻咽喉科学会から報告されています。

●学校・園などで発生したら

　ムンプスウイルスの感染力は耳下腺が腫れる前からすでに始まっているので、おたふくかぜに気づいたときにはもうクラスにウイルスは撒き散らされています。緊急のワクチン接種は、最初のおたふくかぜ患者からの感染予防には間に合いませんが、次から次へとおたふくかぜが広がることが防げます。

●予　　防

　いまのところ日本では任意接種となっていますが、できればおたふくかぜワクチンは受けておいた方が良いと思います。子どもに接することの多い大人の未感染者（未接種者）は、個人の防衛のためにも、そして自分が子どもたちへの感染源とならないためにもワクチンの接種が勧められます。日本小児科学会では1歳過ぎと小学校の入る前の1年間、MRワクチンと同時（あるいは同じ頃）におたふくかぜワクチンを合計2回接種することを勧めています。

●登校登園の基準

　耳下腺などの唾液腺が腫れる1〜2日前から腫れた後5日後くらいまでが最もウイルス排出量が多く、他への感染の可能性が高いので、耳下腺、顎下腺又は舌下腺の腫脹が発現した後5日を経過し、かつ全身状態が良好になるまで出席停止となります。反復性耳下腺炎は学校保健安全法施行規則の予防すべき感染症の対象とはなりません。

咽頭結膜熱（プール熱）

　咽頭結膜熱は、夏に水泳プールを介して流行することがあるので、プール熱ともよばれますが、人から人へうつることも多く、すべてがプールで感染と考えるのは誤りです。また最近では、夏だけではなく冬季にも咽頭結膜熱が流行することがあります。咽頭結膜熱の原因は、いくつかの種類のアデノウイルス感染によります。

●主な症状

　2〜14日間の潜伏期の後、目やに・なみだ目・まぶしがる・結膜の充血と浮腫・眼瞼（まぶた）の発赤と腫脹に加えて、咽頭の発赤、せき・はなみずなどのかぜ症状、38〜40℃の発熱などの全身症状を伴いますが、多くは数日の経過で回復します。

　原因となるウイルスは主としてアデノウイルス3型ですが、アデノウイルスには多くの型があり、他の型のアデノウイルス感染でも同様の症状になることがあります。

　時に肺炎などに発展しやすいアデノウイルスの感染であることもあるので、症状の変化には注意をする必要があります。

●学校・園などで発生したら

　咽頭結膜熱患者の便からは約4週間にわたってウイルスを排泄することがあるので、回復した後も長期間にわたり感染源となり得ます。しかしその感染力は急性期に比べると著しく低くなるので長期にわたって登校登園を停止することは現実的ではないと考えられます。

　用便後の手洗いなどの注意、プールに入る前には用便をすませ、またプールの前後にはシャワーを浴びてうがいをして目を洗うことなど、一般的なしつけをすることが現実的な方法として重要でしょう。患者が使用したプールは完全に水替えをしなければその流行は阻止できないという調査報告もありますが、発生患者数の動きなどを考慮した上で対応することが実際的と思われます。

　プールに入る前には、どうして体を清潔にするかなどについて、子どもたちへの指導を日頃からしておくことなどは、感染症全般を防ぐために重要なことでしょう。

　保育園などでは、ノロウイルス感染などと同様におむつの取り扱い、担当スタッフの手洗いなどに注意する必要があります。

●登校登園の基準

　感染力が強いため、主要症状が消退した後、2日間を過ぎるまでは出席停止となります。

新型コロナウイルス感染症 (COVID-19)

　2019年12月末中国湖北省武漢市で原因不明肺炎の集団発生が公表され、2020年1月9日にはその原因は新型のコロナウイルス感染（注：これまで知られているヒトに感染するコロナウイルスは、主に鼻かぜの原因となりますが、人に重症の肺炎を起こすコロナウイルスがSARS（17ページ参照）とMERS（17ページ参照））であると発表されました。国際的には、新型コロナウイルス感染症はCOVID-19（2019年に発生したコロナウイルス病：Corona Virus Disease 2019））とされ、その原因ウイルスはSARSコロナウイルスと似ているところから、SARS CoV-2（SARS Corona Virus 2）とされました。WHO（世界保健機関）は1月30日に「国際的に懸念される公衆衛生上の緊急事態：PHEIC」宣言をし、この新たな感染症は世界的な感染拡大と被害が大きくなるとして、3月11日にパンデミック（世界的流行）宣言をしました。

　国内では1月28日新型コロナウイルス感染症を感染症法の「指定感染症」とし、学校保健安全法では、感染症法に準じ学校感染症の第1種相当とされました。その後国内では大雑把につかんで2023年5月まで8回の流行の波に見舞われました。第7波が感染者数のピークで、それまで致死率（感染者に占める死亡者の割合）は次第に低下しましたが、死亡者数（主に高齢者）は第8波がピークとなりました。第8波が減少傾向となっている2023年5月8日、感染症が改正され新型コロナウイルス感染症は5類疾病となり、これに伴って学校保健安全法では第2種疾患となりました。

　2023年5月8日公表時点で、それまでの国内の感染者数約3千4百万人、死亡者約7万5千人、致死率約0.22％となっています。なお、国内の致死率および人口比からみた死亡者数は、世界でも低位にランクされています。

　WHOは同年5月5日、COVID-19は依然として国際的に大きな脅威だと警告しながらも、PHEIC宣言の終了を発表しています（注：学校保健安全法に指定されている感染症で、これまでにPHEIC宣言の対象となったのは、エボラ出血熱（12ページ参照）、ポリオ（15ページ参照）、SARS（17ページ参照）、そして新型コロナウイルス感染症になります）。

●主な症状

　潜伏期間は、オミクロン株となってからはそのほとんどが2～3日と短くなっています。感染経路は、飛沫感染が中心ですが、閉鎖空間でのエアロゾル（飛沫よりさらに小さな水分を含んだ状態の粒子）感染があり、接触感染の頻度は少なくなります。

　症状は、呼吸器感染症なので、発熱・咽頭痛・咳などが中心となります。流行当初は小児での発生は少なく、かかっても無症状であったり、軽症が多いとされていました

が、オミクロン株が流行するようになってからは、小児での感染者も増加し、症状がはっきりする割合が増えてきました。また、熱性けいれんやクループ症状（犬が吠えるような咳、かすれ声、息を吸う時のゼコゼコなど）が出てくることも多くなっています。2歳未満や基礎疾患のある場合は重症化のリスクがあるとされています。発症から2〜6週たってから川崎病に類似した症状を呈する、MIS-C/PIMS（小児多系統炎症性症候群：MIS-C, multisystem inflammatory syndrome in children/ PIMS: pediatric inflammatory multisystem syndrome）という病態が欧米で年長者に多く報告されています。国内での発症は少ないので、心配は少ないと思いますが、回復後も症状の変化に注意をする必要があります。

　診断は、鼻咽頭ぬぐい液、唾液、痰などを用いたPCR検査、抗原検査（定量検査、定性検査）が用いられます。迅速診断キットは市販もされていますが、検体をきちんととる必要がまずあります。また症状がない場合の検査は信頼性が低いので、奨められれません。

●治療

　小児の場合は、症状をやわらららげるための対症療法が中心になります。重症化リスクの高い場合には抗ウイルス剤を使うこともありますが、主治医の先生とよく相談する必要があります。

●予防

　流行時には混みあった場所などでのマスクや日常の手洗いなど、インフルエンザなどの感染症予防と同じになります。エアロゾル感染対策としては、個人での対策というより、施設全体や家庭内などでの換気への注意となります。ワクチンは、高齢者に比べればその重要度は低くなりますが、できれば接種しておくことが勧められます。日本小児科学会は、生後6か月〜17歳のすべての小児への新型コロナワクチン接種（初回シリーズおよび適切な時期の追加接種）を推奨しています。

●登校・登園の基準

　学校保健安全法では、出席停止期間を「発症した後5日を経過し、かつ症状が軽快した後1日を経過するまで」としています。また「発症から10日を経過するまでは、他の人にうつる可能性が残っていることがあるので、マスクの着用を奨めています。2種感染症では「病状により学校医その他の医師において感染のおそれがないと認めたときは、この限りではない。」という規定もあるのですが、新型コロナウイルス感染症に対しては基本的には適応されない、ことが付記されています。

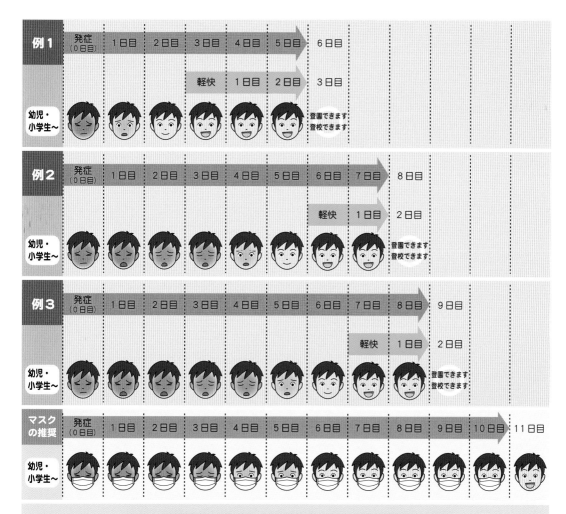

	発症 （0日目）	1日目	2日目	3日目	4日目	5日目		6日目
例1				軽快	1日目	2日目		3日目
幼児・ 小学生～								登園できます 登校できます

	発症 （0日目）	1日目	2日目	3日目	4日目	5日目	6日目	7日目		8日目
例2							軽快	1日目		2日目
幼児・ 小学生～										登園できます 登校できます

	発症 （0日目）	1日目	2日目	3日目	4日目	5日目	6日目	7日目	8日目		9日目
例3								軽快	1日目		2日目
幼児・ 小学生～											登園できます 登校できます

マスク の推奨	発症 （0日目）	1日目	2日目	3日目	4日目	5日目	6日目	7日目	8日目	9日目	10日目	11日目
幼児・ 小学生～												

 乳幼児のマスクの着用には危険があります。
特に２歳未満の子どもでは、気をつけましょう。

※乳幼児は、自ら息苦しさや体調不良を訴えることが難しく、自分でマスクを外すことも困難です。また、正しくマスクを着用することが難しいため、感染の広がりを予防する効果はあまり期待できません。むしろ、次のようなマスクによる危険性が考えられます。

> ・呼吸が苦しくなり、窒息の危険がある。　・嘔吐した場合にも、窒息する可能性がある。
> ・熱がこもり、熱中症のリスクが高まる。　・顔色、呼吸の状態など体調異変の発見が遅れる。

（日本小児科学会）

●学校や園などで発生したら

　患者本人は、学校保健安全法に従って学校・園などを休みます。患者数が多くなってくるようであれば、インフルエンザなどと同様、学級閉鎖などが行われることがあります。

結 核

　昭和37（1962）年には日本国内で52,000例もあった小児結核（0〜14歳）は、平成8（1996）年には300例、令和4（2022）年には35人となっています。

　令和4（2021）年の人口10万人対の結核罹患率は9.2となり、結核低まん延国の水準である10.0以下にようやく達し、令和4（2022）年も8.2と維持されています。日本の結核罹患率は、少し前までは中まん延国とされていましたが、欧米先進国の水準に年々近づき、アジア諸国に比べても低い水準となりました。ただし、最近の減少については、新型コロナウイルス感染症の影響も考えられ、また一方では多くの人の頭の中から「結核」という病気の重要性が忘れられつつあることは注意しなくてはいけません。結核の集団発生事例を見ると病院内・学校・塾・幼稚園などからの報告があり、結核は個人にとっても社会の中でも決して忘れてはならない重要な病気です。なお、学校・幼稚園・保育園などでの集団感染の初発例は子どもたちではなく教職員などの大人であり、教職員の健康管理がもっとも重要です。また小児結核患者は家族からの感染によることが多いので、家族の健康状況をチェックしておくことも重要です。

　最近は、複数の結核治療薬に対して抵抗性を持った結核（多剤耐性結核）の出現が、治療上世界的な問題となっていますが、治療よりも感染を予防すること、感染があったとしても早期に発見し早期にきちんと治療すること、などが結核対策の上でもっとも大切です。

●学校・園などで発生したら

　二次感染者の有無についての調査などが早急に必要となります。

●予　　防

　症状が重くなりやすい乳児期のうちにワクチン（BCG）を始めておくことがもっとも重要で、園や学校などではワクチン接種がすんでいるかどうかの確認をするようにして下さい。年長者・成人でのBCG接種は予防効果が下がるので、通常は行いませんが、定期健診が重要で、早期発見による治療効果は大です。

●登校登園の基準

　結核の感染は1メートル前後が感染距離と言われる飛沫感染よりも感染力の強い空気感染（飛沫核感染）がほとんどなので、一人の患者発生があると広い範囲での感染の広がりを考える必要があります。患者となった子どもは病状により学校医・園医その他の医師によって感染のおそれがなくなったと認められるまでは出席停止となります（目安として、異なった日の喀痰の塗抹検査の結果が連続して3回陰性となるまで）。

感染性がなければ治療を継続したままの登校登園は可能となります。

　感染者に対して発病予防のための化学療法が行われる（抗結核剤の予防内服）ことがありますが、この場合も感染力はないため登校登園などは当然可能となります。

　患者となった者はもちろん、感染力がないことが確認されている者に対して、不用意な差別などのないような理解と配慮をして下さい。

髄膜炎菌性髄膜炎

　髄膜炎菌による細菌性髄膜炎で、抗菌薬（抗生剤）の発達した現在においても、発症した場合は後遺症や死の危険性が高い重症感染症の一つです。アフリカ諸国等では流行的に、先進国でも散発的に発生があります。乳幼児期や思春期に好発するので、学校の寮などでの集団発生があります。日本でも近年高校生や大学生の寮で集団発生があり、死亡例も出ています。

　感染症法では、血液などから髄膜炎菌が証明されれば、侵襲性髄膜炎菌感染症として届け出が行われます。

●主な症状

　1〜10日間の潜伏期間があり、発熱、頭痛、意識障害、嘔吐などの髄膜炎症状があります。時に劇症型があり、急速に出血傾向、ショック症状があらわれ、短時間のうちに死に至ることがあります（Waterhouse-Friedrichsen症候群）。致命率は10%、回復した場合でも10〜20%に難聴、まひ、てんかんなどの後遺症が残ります。

●学校・園などで発生したら

　二次感染者の有無についての調査などが早急に必要となり、患者との接触が密にある場合には抗菌薬（抗生剤）の予防投与などが行われます。

●予　　防

　通常では、積極的な予防を意識することはありませんが、海外などでは大学などの入寮時にワクチン接種が求められることがあります。

●登校登園の基準

　患者となった子どもは、病状により学校医・園医その他の医師によって感染のおそれがなくなったと認められるまでは出席停止となります。

コ レ ラ

　コレラとは、コレラ菌で汚染された水・食物、あるいはコレラ菌に感染した人の便などから感染が広がる、細菌性腸管感染症です。

　赤痢と同様に海外旅行から帰国した人たちの感染（旅行者下痢症）が多くみられますが、海外旅行歴のない発病者や国内での集団発生も時折みられます。

　症状は、数時間〜3日の潜伏期間の後、突然激しい水のような下痢と嘔吐ではじまり、短時間で脱水症になってしまうことが特徴ですが、適切な治療を受ければ重症になることもなく、死に至るようなこともまれになりました。

●予防方針・登校登園の基準

　原則として患者は指定医療機関に入院するので、治癒するまで出席停止となりますが、病状により学校医・園医その他の医師によって感染の恐れがないと認められるまで出席停止、となることもあります。つまり、検査で細菌が検出されるだけで症状がないような場合（無症状保菌者）は、感染力が弱く入院の対象とはならないので、登校可能となる場合があります。

　日頃からの食品・飲料水などの衛生管理、職員や児童生徒・園児などへの手洗いをはじめとする健康教育やしつけが重要ですが、患者となった者はもちろん、感染力が極めて弱い者に対しても不用意な差別などのないように、配慮と理解をして下さい。

細菌性赤痢

　細菌性赤痢とは、赤痢菌に感染した人の便、あるいはそれによって汚染された水などによって感染が広がる細菌性腸管感染症です。海外旅行から帰国した人たちの感染（旅行者下痢症の代表的疾患）が多くみられますが、海外旅行の経験がない人の国内での発生が、最近増えてきています。

　潜伏期は1〜7日で、発熱・腹痛・下痢・嘔吐などが急に現れます。適切な治療を受ければ重症になることはまれですが、患者周囲の水の汚染などにより大規模な集団発生となることがあるので注意が必要です。

●予防方針・登校登園の基準

　原則として患者は指定医療機関に入院するので、治癒するまで出席停止となりますが、病状により学校医・園医その他の医師によって感染の恐れがないと認められるまでの出席停止、となることがあります。つまり、検査で細菌が検出されるだけで症状がないような場合（無症状保菌者）は、感染力が弱く入院の対象とはならないので、登校可能となる場合があります。

　日頃からの食品・飲料水などの衛生管理、職員や児童生徒・園児などへの手洗いをはじめとする健康教育やしつけが重要ですが、患者となった者はもちろん、感染力が極めて弱い者に対しても不用意な差別などのないように、配慮と理解をして下さい。

腸管出血性大腸菌感染症

　腸管内にはもともと多数の細菌が棲息し（常在菌）、一定のバランスを保っています。多くの大腸菌はこのような常在菌の一種ですが、飲食物とともに侵入して人に感染し下痢症の原因となる大腸菌（病原性大腸菌）がいくつかあります。

　このうち、赤痢菌が出す毒素とよく似た病原性のきわめて強い毒素（ベロ毒素あるいは発見者の名をとって志賀毒素）を産生する大腸菌が "腸管出血性大腸菌" といわれるものです。

　そのほとんど（80％以上）はO157と名付けられた大腸菌ですが、その他にもO26、O111、O128など多数の腸管出血性大腸菌が見つけられています。

　これらの腸管出血性大腸菌はわずかの菌量でも感染し、人から人へと感染が広がることが特徴です。この菌は水中や低温で生存しますが、加熱（75℃1分以上）によって容易に死滅します。

●主な症状

　感染してもその半数以上は無症状あるいは軽度の下痢が現れるのみですが、4〜8日間の潜伏期間の後、水様性の下痢・それに続く強い腹痛と血便（出血性大腸炎としての症状）が現れた場合は、要注意です。

　出血性大腸炎の症状が強いほど、脳症・出血傾向・溶血性尿毒症症候群（HUS）などの重症合併症を伴う危険性が高く、ことに小児や高齢者では死に至るあるいは重い後遺症が残ることがあります。

頭痛・うとうとした状態・興奮状態・手足のしびれ・幻覚・血尿・尿量の低下などは、脳症やHUSの前ぶれの症状として注意が必要です。

●下痢の初期の治療と日常の注意

下痢を起こしている子どもに対しては、スポーツ飲料などによる水分と電解質の補充が必要です。排尿回数が少なく、元気がない、あるいは逆に興奮状態に見えるときは脱水症の可能性があり、補液などの早急な治療を必要とします。

止痢剤・鎮痛鎮痙剤の類は下痢とともに病原菌や菌の毒素などを排泄しようとする作用を抑えてしまうので、安易に使用すべきではありません。

抗菌薬（抗生剤）の投与は医師の指示が必要で、患者の状況によって投薬するかしないかが判断され、一律に行われるわけではありません。

腸管出血性大腸菌はことに牛の内臓や肉が汚染源となります。したがって牛肉加工の際の汚染、牛の糞便などで汚染された水や飲食物が感染の主な原因となります。生あるいは加熱不十分な食品（ことに牛の肉・臓物類）、には注意が必要です。ユッケによる食中毒事例などから、牛の生肉・生レバーの提供には厳しい基準が出されましたが、これらの食品による食中毒が後を絶ちません。基本的には生肉・生レバーは牛に限らず、豚・鶏などを含み、ことに小児には食べさせてはいけません。

日常の生活の中では、食品の適切な保存と調理、流水で手を洗う（ことに食前とトイレの後）など、簡単なことが重要な注意点となります。

なお、せっかく洗った手を、ぶら下げたままのタオルなど、皆が共通で使うもので拭いたのでは意味がありません。洗った手を拭くものは、清潔な個人用のものにして下さい。

●登校登園の基準

下痢などの症状を伴い腸管出血性大腸菌が検出される者については、医師によって

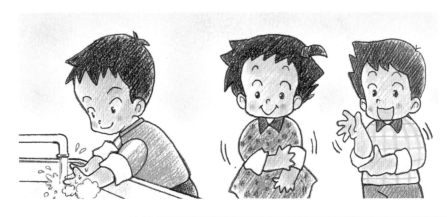

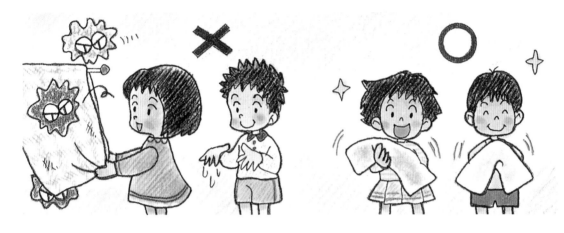

感染のおそれがなくなったと判断されるまで出席停止となります。

　検査で細菌が検出されるだけで症状がないような場合（無症状保菌者）は、感染力が弱く治療の対象とはならないことがあるので、トイレでの排泄習慣が確立している5歳以上の小児は出席停止の必要はないとされています。5歳未満の小児の場合には、2回以上連続で便培養が陰性になれば登園してよい、とされています。

　日頃からの食品・飲料水などの衛生管理、職員や子どもなどへの手洗いをはじめとする健康教育やしつけが重要ですが、患者となった者はもちろん感染力が極めて弱い者に対しても不用意な差別などのないような配慮と理解をして下さい。なお無症状保菌者が乳幼児である場合には、おむつなど排泄物の取り扱いに十分な注意をする必要があります。

腸チフス、パラチフス

　腸チフスはサルモネラチフス菌、パラチフスはサルモネラパラチフスＡ菌による細菌性腸管感染症で、細菌性赤痢やコレラと同様に菌で汚染された水・食物、あるいは感染した人の便などから感染が広がります。

　潜伏期は1～2週間で、持続する発熱・徐脈・バラしんとよばれる発しん・脾臓の腫れなどが主な症状です。

　腸出血・腸穿孔などを起こすことがありますが、適切な治療を受ければ重症になることはまれです。

●登校登園の基準

　下痢などの症状を伴い腸チフス菌・パラチフス菌が検出される者については、医師によって感染のおそれがなくなったと判断されるまで出席停止となります。

　検査で細菌が検出されるだけで症状がないような場合（無症状保菌者）は、感染力が弱く治療の対象とはならないことがあるので、トイレでの排泄習慣が確立している5歳以上の小児は出席停止の必要はないとされています。5歳未満の小児の場合には、3回以上連続で便培養が陰性になれば登校登園してよい、とされています。

流行性角結膜炎

　アデノウイルス8型や19型その他のアデノウイルス感染による結膜炎です。

●主な症状

　潜伏期間はおよそ1週間以上。結膜炎の共通症状として、目やに・なみだ目・結膜の充血と浮腫・眼瞼（まぶた）の発赤と腫脹があります。結膜の充血は鮮やかな紅色で、角膜（くろめ）から離れるほど充血は強く、眼瞼結膜も充血します。眼の症状は強く、発熱などを伴うこともあります。

　細菌感染を合併すると角膜の潰瘍や穿孔をおこして視力障害を残すこともあるので、注意が必要です。

　感染は患者の眼脂（目やに）の直接、あるいは接触した手や物などを介した間接的な接触によります。病院内などで発生すると、眼科用の器具や医療従事者の手などが新たな感染源となることがあるので、医療機関内の感染症（院内感染症）としても注意されています。

●学校・園などで発生したら

　感染力が強いため、主要症状が消退した後、2日間を過ぎるまでは出席停止となります。

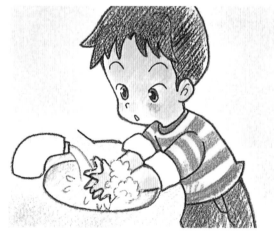

●登校登園の基準

　眼の症状が軽くなっても感染力が残る場合があるので、医師により感染のおそれがなくなったと判断されるまで出席停止となります。なお、このウイルスは便中に1か月程度排出されることもあるので、登校登園を再開しても、用便やおむつ処理の後など、手洗いをきちんと行う必要があります。

急性出血性結膜炎

　急性出血性結膜炎はエンテロウイルス70型ウイルスの感染による結膜炎です。

●主な症状

　潜伏期間は1日前後と短いことが特徴ですが、急性結膜炎の症状としては流行性角結膜炎と同様です。

　眼の強い違和感と痛み、結膜下の出血などがみられますが、視力障害を残すことはありません。

　まれな合併症として、運動麻痺をおこすことがあります。感染経路も流行性角結膜炎と同様です。

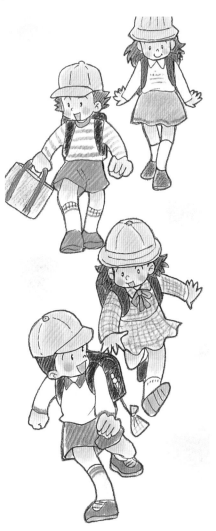

●学校・園などで発生したら

　感染力が強いため、主要症状が消退した後、2日間を過ぎるまでは出席停止となります。

●登校登園の基準

　眼の症状が軽くなっても感染力が残る場合があるので、医師により感染のおそれがなくなったと判断されるまで出席停止となります。なお、このウイルスは便中に1か月程度排出されることもあるので、登校登園を再開しても、用便やおむつ処理の後など、手洗いをきちんと行う必要があります。

各感染症の解説と
学校・園などにおける予防方針

　なんらかの感染症の流行が通常以上にあった場合、その病気が重かったり、欠席者が多くて授業をしても能率が上がらなかったり、子どもたちや保護者の間で不安が大きかったりした場合に、状況に応じて学校長が学校医・園医の意見を聞いて緊急的に「学校感染症・第三種感染症扱い」をすることもあるという病気という意味で設けられてあるものです。以下に例を示してあるいくつかの疾患は、学校・園など子どもたちが集団で生活をしている場でしばしば流行がみられることがあるものですが、学校感染症における「その他の感染症」とは、特定の病気をあらかじめ定めてあるものではありません。

　これらの感染症の発生があったときに学校や幼稚園・保育園などで取り扱いをする場合のめやすについて、学校において予防すべき感染症の解説書をまとめる時の委員会（文部科学省）などで話し合われたことに基づいて、ここに参考として書き加えてあります。(https://www.gakkohoken.jp/book/ebook/ebook_H290100/index_h5.html#84:2018（平成30）年発行)

溶連菌感染症

　溶連菌には、新生児乳児に重症感染をおこすB群溶連菌などもありますが、幼児学童ではA群β溶連菌といわれるものがもっとも多くまた重要です。通常溶連菌感染症というと、A群β型を指します。

　溶連菌（以下A群β溶連菌のこと）の感染は、人にさまざまな病気をおこします。幼児学童で多くみられるものは急性扁桃炎・咽頭炎などの上気道炎や中耳炎、特徴的な発しんが現れる猩紅熱などがあります。感染した部位によっては、皮膚感染である丹毒や膿痂しん、肺炎・骨髄炎・心炎・髄膜炎などとなり、血流に侵入して全身症状を現せば敗血症となります。劇症型溶連菌感染症はまれですが、致命率の高い病型です。

●溶連菌性上気道炎（扁桃炎・咽頭炎など）の主な症状

　乳幼児では軽いかぜ症状ですむことが多いのですが、学童になると高熱・扁桃の発赤・リンパ節のはれなど、通常のかぜ症状よりやや重症感があります。舌が苺のように赤くザラザラとした状態になる（苺舌）ことも特徴です。発熱に続いて発しんがすぐ

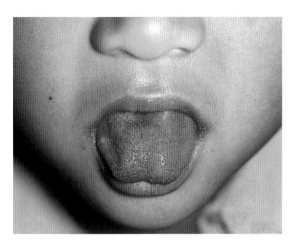

に出現することもあります。

　溶連菌感染症の潜伏期は、2〜5日間くらいです。溶連菌感染症のうち、発熱を伴って真っ赤でザラザラしたような感じの発しんが全身に現れるものを、猩紅熱といいます。

●なぜ溶連菌感染症は重要か

　腎炎・リウマチ熱・血管性紫斑病などの慢性疾患の一部は、溶連菌感染症に続いておこります。関節リウマチを代表とする膠原病に発展することもあります。

　溶連菌感染による発熱は、適切な抗菌薬（抗生剤：主にペニシリン系薬剤）を服用すれば24時間程度で解熱しますが、そこで抗菌薬を中止することなく、少なくとも7〜10日間程度は連用する必要があります。適切な治療により溶連菌感染症による合併症の頻度は激減しているだけに、服薬・検査などについては担当医の指示を守ることが必要です。

　なお、溶連菌感染は、免疫が成立する「二度なし病」ではないので、繰り返し感染を受ける人もいます。

●登校登園のめやす

　適切な抗菌薬治療が行われていれば、ほとんどの場合24時間以内に他の人への感染力はなくなるくらいまで菌の量は減少するので、治療開始24時間を過ぎて全身状態の良い者は登校登園しても差し支えがないでしょう。ただし治療の終了時期については、医師による判断が必要です。

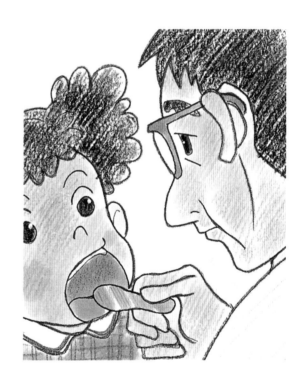

ウイルス性肝炎

肝炎ウイルスには、Ａ・Ｂ・Ｃ・Ｄ・Ｅの5型が明らかになっています。

これらの肝炎ウイルスの他に、日常的な疾患の原因となる各種ウイルス（アデノウイルス、サイトメガロウイルス、ＥＢウイルスなど）も、肝炎の原因となりますが、学校・園における感染症としてとくに問題になるのはＡ型肝炎で、飲み水やカキなどの貝類（二枚貝）の生食品を介して経口的に感染、地域的発生や集団での流行がみられます。

Ａ型肝炎

●主な症状

4～7週間の潜伏期の後、食欲不振・疲労感・嘔気・嘔吐・黄疸などで始まりますが、その大半は自然経過で完全に治癒します。小児では、症状がはっきりしないうちに治ってしまうことも少なくありません。

しかし、中にはごく一部ですが、生命の危険を伴う極めて激烈な経過をたどる劇症肝炎といわれるものに進行するものもあるので、急性肝炎と診断された場合には、回復まで勝手な判断は禁物です。

●登校登園のめやす

Ａ型肝炎については、発病初期を過ぎれば感染力は急速になくなってくるので、肝機能が正常になった者については登校登園が可能となるでしょう。肝機能異常が続く者については、医師の判断が必要となります。

Ｂ型肝炎・Ｃ型肝炎

その大部分は発病していないウイルス保有者（キャリアー）で、キャリアーからは血液の直接の接触がなければ人への感染はないので、患者本人が入院治療を要するような場合を除いて登校は差し支えありません。

Ｂ型・Ｃ型肝炎やエイズ（ＨＩＶ感染）のように、通常の生活の範囲では感染しないけれども血液中にウイルスなどの病原体が存在する疾患については、出血時の応急処置が適切に行えるようにするなど、日頃から、患者の担当医や学校医、園医、主治医などから、指導や助言を受けたり、教職員や子どもたちへの健康教育をしておくこと

が必要です。

　また、このことで学校などで無用の差別が行われたりすることのないように、関係者には感染と予防についての正しい知識と理解が重要となります。

　なお平成28（2016）年10月からB型肝炎ワクチンは0歳児を対象として定期接種となりました。このことによってB型肝炎対策がさらに進むことになり、これからのわが国の子どもたちから、B型肝炎ウイルスによる慢性肝炎・肝硬変・肝癌の発生がなくなってくることが期待されます。

手足口病

　手足口病は、1〜4歳の幼児を中心に流行がみられるエンテロウイルス感染による発しん症で、世界各地でみられます。原因ウイルスは複数あるので、繰り返し感染することもあります。

　日本では毎年、夏によくみかける病気ですが、秋や冬にも発生がみられます。

●主な症状

　手のひら・足の裏や甲・手や足の指と指の間、くちびるや口の中に現れる、小さい水疱性の発しんが特徴です。文字どおりの手・足・口病ですが、手と足、あるいは足と口だけであったり、すべての症状がそろわない場合もあります。ウイルスの種類によっては発しんの症状が強かったり、水ぼうそうと区別がつきにくいこともあります。

　発しんが手足全体、肘や膝あるいは臀部周辺に多数みられることもあります。38℃

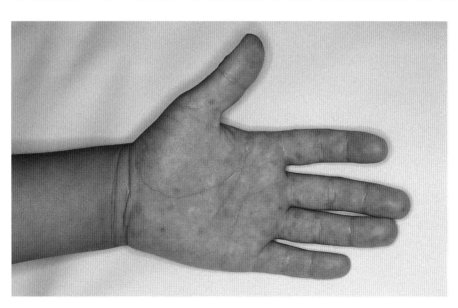

前後の発熱を伴うことが1／2〜1／3程度にみられますが、高熱が続くようなことは通常ありません。

　のどの痛みとそれによる食欲の低下（おなかはすくが痛みのために食べられない）程度であることが大半ですが、口の中の症状が強いため飲食ができなくなり、脱水症に陥る場合もあるので、注意が必要です。潜伏期間は、3〜6日間くらいです。

●合併症への注意

　ほとんどは発しんのみで、3日〜1週間程度で自然に回復する軽症の疾患ですが、まれに髄膜炎を合併することがあります。髄膜炎の早期発見のため、経過中の頭痛と嘔吐に注意します。

　アジア諸国では手足口病に伴った、急性脳炎の合併による小児の急性死発生が少なからずあることが明らかとなっており、ワクチンが導入された国もあります。急性脳炎の合併はエンテロウイルス71型というウイルスの感染によるもので、他のウイルスに比べて髄膜炎・脳炎などの中枢神経疾患を合併する割合が比較的高いといわれます。わが国でも少数ですが、重症患者の発生が確認されています。

　本来は軽症の手足口病ですが、持続する微熱や39℃以上の高熱を伴う場合には、症状の変化に特に注意する必要があります。

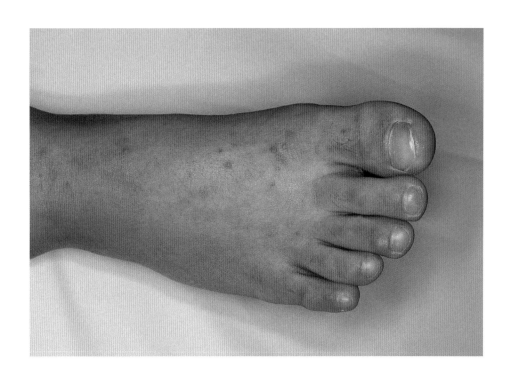

●登校登園のめやす

　手足口病は、本質的にはいわゆる夏かぜの範囲に入るありふれた軽症疾患ですが、国内でも比較的まれとはいえ急性脳炎などの重症合併例のあることが明らかになっています。

　高熱をはじめとする症状の変化には注意をする必要があるので、熱のある間は無理をすることなく、学校・園などを欠席することは当然ですが、全身状態が安定したものについては登校登園が可能になると考えられます。

　手足口病をはじめとするエンテロウイルス感染症は、主な症状が消失した後も3〜4週間は糞便中にウイルスが排泄されることがあります。しかし、学校・園などの集団生活での主な感染は急性期の飛沫感染が中心となるので、糞便からのみウイルスが排泄されている程度であるならば学校・園内での感染力はそれほど強いものではなく、また、これらの子どもたちを長期にわたって欠席とすることは、通常、実際的ではないものと考えられます。したがって登校登園などについては、厳密な流行阻止を目的とするということよりも患者本人の状態によって判断し、症状の変化に注意するために、急性期の3〜4日間程度は学校・園などを休んだ方が良いが、一律に出席停止などを行う必要はないものと考えられます。

　保育園（所）などでは、ノロウイルス感染などと同様におむつの取り扱い、担当スタッフの手洗いなどに注意する必要があります。

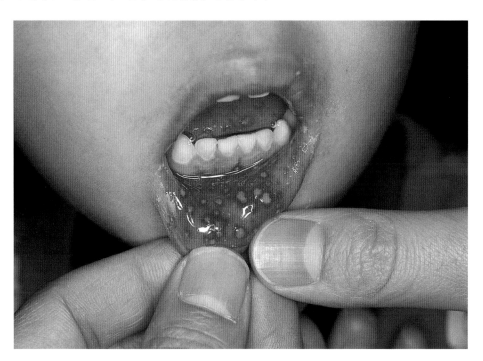

伝染性紅斑（リンゴ病）

　伝染性紅斑は、ヒトパルボウイルスB19というウイルスの感染で発症する、幼児・学童に多くみられる発しん性疾患です。イヌの下痢症の原因にパルボウイルスというのがあり、仔犬に予防接種がなされていますが、伝染性紅斑の原因であるヒトパルボウイルスとは別のものです。

●主な症状

　4〜14日ほどの潜伏期間の後、頬に境界のはっきりした紅い発しん（蝶翼状―リンゴの頬）が現れ、続いて手・足に網目状・レース状・環状などと表現される発しんが広がります。胸・腹部・背中にもこの発しんが出現することがあります。

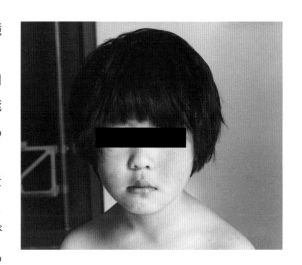

　これらの発しんは1週間前後で消えますが、中にはダラダラと長く続いたり、一旦消えた発しんが短期間のうちに再び現れてくることがあります。感染をすると免疫が成立する病気ですので、2度かかることは極めてまれなことです。

　成人では関節痛・頭痛などを訴えることがありますが、ほとんどは合併症をおこさない軽い疾患です。先天性の溶血性貧血症を持っている人がこのウイルスの感染を受けると、重症の貧血発作が出現します。

　妊婦が感染を受けると胎児に影響が及び胎児水腫になったり、流死産の原因となることがありますが、風しん（27ページ参照）と異なって胎児の奇形発生は大変まれです。またパルボウイルスの感染による胎児の危険率も正常の妊娠者の流死産率もさほど変わらないので、過剰な心配・不安を持つ必要はありません。

●登校登園のめやす

　頬に発しんの現れる7〜10日くらい前に微熱やかぜ様の症状が現れることが多いのですが、この頃がもっとも飛沫感染をおこしやすい時期で、発しんが現れたときには感染力はほとんどなくなっています。

　したがって発しんのみで全身状態の良いものについては、登校登園が可能であると考えられます。ただし、急性期には症状の変化に注意をしておく必要があります。

マイコプラズマ感染症

　マイコプラズマという細菌の感染による、咳を主症状とした急性呼吸器感染症です。気管支炎、肺炎などが代表的な病像ですが、まれに髄膜炎、脳炎、多発性神経炎、血小板減少性紫斑病などをおこすことがあります。

　学童・思春期に多くみられますが、低年齢の小児や成人でもみられることがあります。特徴ある肺炎のレントゲン写真像がみられるところから、以前は原発性非定型肺炎（ＰＡＰ）とよばれていたことがあります。

●主な症状

　２〜３週間の潜伏期間の後、発熱・咳などのかぜ様の症状で始まります。発しんを伴うこともあります。

　咳が頑固で続くような場合は肺炎に進展している可能性が疑われますが、聴診器で聴く音の変化が乏しい（聴診でわかりにくい）ことが多く、レントゲン写真を撮影して、はじめて肺炎であることが確定することも少なくありません。

　有効な抗菌薬（抗生剤）の使用により症状の持続期間が短縮されます。最近マクロライド系という種類の抗菌薬の効果が弱い薬剤耐性マイコプラズマが増加していましたが、このところ再び減少傾向となっています。なお、マイコプラズマ感染症自体は、もともと自然に治癒する傾向が強い病気です。

●登校登園のめやす

　飛沫感染により人から人へ感染をしますが、感染力がもっとも強いのは急性期ですので、急性期症状が改善した後に全身状態の良い者については、登校登園可能になると考えられます。

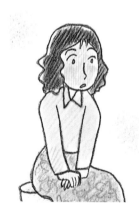
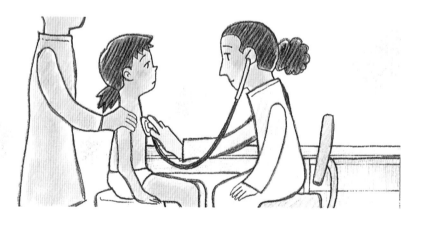

ヘルパンギーナ

　発熱と口の中にできる水疱性の発しんを特徴とする、エンテロウイルス（コクサッキーＡ群によるものが多い）感染症です。いわゆる「夏かぜ」の代表的なもので、学校よりは幼稚園・保育園などで流行が多くみられます。

●主な症状

　３〜６日間ほどの潜伏期間の後、発熱、のどの痛み、そして赤い小さな発しんが口の粘膜に現れ、やがて水疱となります。のどの痛みとそれによる食欲の低下（おなかはすくが痛みのために食べられない）がありますが、口の中の症状が強いため水分もとれなくなると脱水症に陥るので注意が必要です。

　病原となるウイルスは多数あるので、繰り返してヘルパンギーナになってしまうこともあります。

　通常は特別な合併症もなく自然に回復しますが、急性期には症状の変化に注意をする必要があります。

●登校登園のめやす

　熱のある間は無理をすることなく、学校などを欠席することは当然ですが、全身状態が安定したものについては、登校登園が可能になると考えられます。

　感染期間などについての考え方は、同じエンテロウイルス感染症である手足口病を参考にして下さい。

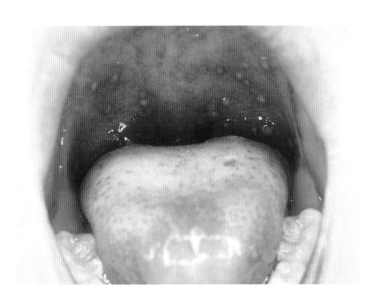

感染性胃腸炎

　ノロウイルス・ロタウイルスなどが原因になることが多く、そのほかにアデノウイルス（主に40、41型）、サポウイルスなど多くの病原体が原因となります。

　ノロウイルスによる胃腸炎は秋から冬にかけて流行が始まり年内にピークとなりますが春先まで流行は持続、冬から春にかけてはロタウイルスによる下痢症が乳幼児に多くなり、アデノウイルスは少数ながら年間を通じて発生する、というパターンがみられています。ただしロタウイルスに関しては、ロタウイルスワクチン接種が定期接種になった2020（令和2）年以降接種率が急増し、ロタウイルスによる下痢症及びその重症合併症が激減しています。

●主な症状

　ロタウイルスは1〜3日、ノロウイルスは12〜48時間程度の潜伏期間の後、嘔吐と下痢が突然現れます。ロタウイルスは下痢、ノロウイルスは嘔吐が中心となりますが、症状からのみでは明確に分けることができません。

　感染者の便を感染の原因とする直接・間接の経口感染が主となりますが、飛沫感染もあり得ます。ノロウイルスでは吐物や便が乾燥した後ほこりなどとともに舞い上がって飛び散る塵埃（じんあい）感染もあります。またノロウイルスではカキなどの貝類（二枚貝）の生食などの食品による感染もよく知られています。

●下痢・嘔吐で重要なこと

　下痢・嘔吐患者がまとまって発生したときには、食中毒の可能性についても考える必要があります。嘔吐は日常よくみる症状の一つですが、必ずしも胃腸炎などの消化器系の疾患のみを表しているわけではなく、年齢によってはその他にも考えられる疾患が多くあること、病気でなくても吐くこともあれば重症疾患の症状であることもある、などがあるので慎重に取り扱わなくてはなりません。ただし1日1〜2回程度の嘔吐、吐いた後にはケロッとして遊んでいるようなものについては余り心配ありません。

　下痢・嘔吐に対する治療で重要なことは、水分不足（脱水）にならないようにすることにつきます。口当たりの良い薄目のジュース類、お茶、スポーツ飲料などを、少しずつ飲ませるようにします。食事は後回しで、水分を優先します。

　下痢・嘔吐は有害物質を体外に排除しようという一種の防衛的反射運動でもあるので、原因の明らかなものは別として、はじめから強い下痢止めや吐き気止めなどを使

うべきではありません。抗菌薬（抗生剤）も、使ってはいけない場合、使う必要のない場合などもあるので、医師の指示なしにこれらを使用するのはやめて下さい。

●登校登園のめやす

　ウイルス性の急性胃腸炎については症状のある期間が主なウイルスの排泄期間であるので、下痢・嘔吐などの主症状から回復した後、全身状態の良い者は登校登園可能になると考えられます。しかし、中には症状がなくなってもウイルスを長く排泄することもあるので、登校登園しても用便の始末、手洗いなどをきちんと行うことが大切です。

　日頃から、職員や子どもへの手洗いをはじめとする健康教育やしつけが重要です。また幼稚園・保育園などでは、おむつなど排泄物の取り扱い、これを取り扱うスタッフの手洗いなどに十分な注意をする必要があります。

しらみ (アタマジラミ)

　しらみ（虱）は寄生虫で、頭髪にみられるアタマジラミ、衣類などに付着するコロモジラミ、陰毛などに寄生し性感染症とみなされるケジラミの3種類があります。学校・園などでの発生が時々話題になるのはアタマジラミです。

●主な症状

　接触により感染し、2週間程度の潜伏期間の後、頭髪部にかゆみを訴えます。感染したしらみの量が少ないときには、症状が現れないこともあります。

　毛髪に付着している小さな虫卵を見つけることができるので、これを除くようにします。虫卵と殻の鑑別には顕微鏡で確認する必要があります。感染は、直接の接触あるいはタオル・くし・帽子などを介する間接感染があります。

●登校登園のめやす

　感染を受けた者、受けた疑いのある者の治療（しらみの駆除）は必要ですが、通常出席停止などの必要はありません。清潔に関するしつけや習慣など、日常の健康教育が必要ですが、差別やいじめなどがおきないような配慮も必要です。

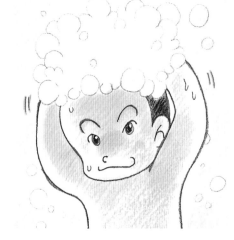

伝染性軟疣（属）腫 (水いぼ)

伝染性軟属腫ウイルスの感染により皮膚の表面に小さい水疱が現れる疾患で、小児ことに3歳をピークとする幼児期によくみられます。

自分から自分へ感染（自家接種）をするほか、直接の接触によって人から人へと感染をします。タオルやビート板などによる間接的な接触感染もあると考えられています。

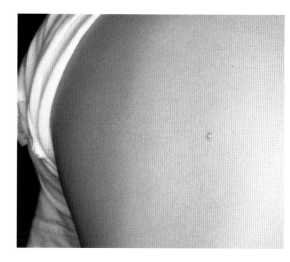

●主な症状

いぼがあるという以外には、症状はほとんどありません。水疱内容の液（水）にウイルスが存在しており、これが外にでて皮膚上の細かい傷口から再び侵入して感染すると考えられています。

体幹、四肢ことにわきの下、上腕の内側などの擦れやすい部位に発生しやすく、アトピー性湿しんがあると掻き傷などから感染しやすくなります。

ピンセットで摘みとったり液体窒素や硝酸銀による治療などがあります。一方、何もしないでいても時間はかかりますが数か月から数年以内で、自然に消失します。

●登校登園のめやす

出席停止などの必要はありません。多数の発しんのある者については、プールでビート板や浮輪を共用しない、タオルなども個人用のものとするなどの配慮は必要となるでしょう。

いずれ消えてなくなってしまうものであることを理解してもらうことが必要でしょう。

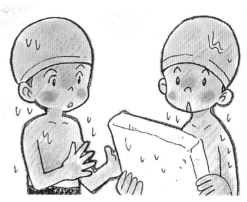

伝染性膿痂しん（とびひ）

　虫刺されや湿しんなどをかきむしったような汚い皮膚面にブドウ球菌や溶血性連鎖球菌（溶連菌）が感染し、感染を受けた皮膚はかゆくなるのでまたかきむしり、かきむしったその手で他のところをかくと、今度はそこの皮膚に傷がつき、また新しい病変ができるというように、化膿性の病変が次々と皮膚面に現れるものを伝染性膿痂しんといいます。

　感染力は強く、皮膚のあちこちに病変部が飛ぶように広がるところから、"とびひ"［飛び火：火の粉が飛び散ること、火の粉が飛び散って遠く隔たった所に燃え付いて焼けること ―広辞苑―］とよばれています。

　自分から自分へ、あるいは自分から他人へと、細菌で汚染された手を介して次々と感染が繰り返されます。

●主な症状

　乳幼児に多く、また季節的には夏に多くみられるみずぶくれ型の水疱性膿痂しんと、年齢的には小児から成人までと幅があり季節に関係なくみられるかさぶた型の痂皮性膿痂しんの二つのタイプがあります。痂皮性膿痂しんは、溶連菌感染であることが多くみられます。

　それぞれの病変部は数日〜10日間前後で治りますが、次から次へと飛び火するので、すべての回復にはダラダラと時間がかかります。

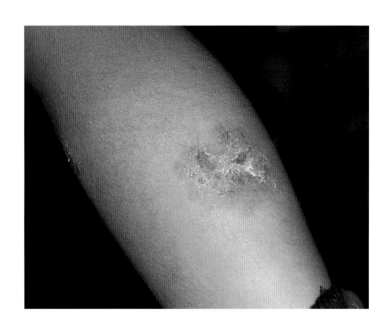

　皮膚と手を清潔にすることが予防上もっとも大切です。高温多湿の環境に加えて、あせも・湿しん・虫刺され・けがなどがあると皮膚は細菌の感染を受けやすくなるので、ことに夏にはまずこれらの治療をしておくことも、とびひにならないために大切なことです。

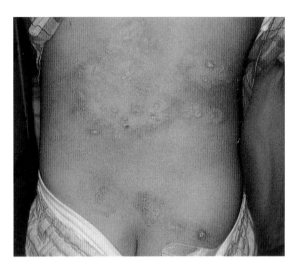

●登校登園のめやす

　とびひの治療は必要ですが、出席停止などの必要はありません。プールについては、とびひの程度などについて状況が異なり、また医師によって見解が異なることがあるので、学校医・園医などとあらかじめ相談をしておくと良いかと思います。

　症状の強いもの、広範なものなどについては、直接の接触を避けるように指導をする必要がでてきますが、その際には無用の差別やいじめなどがおきないような配慮も重要となります。

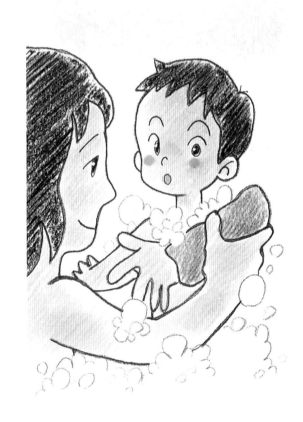

サルモネラ感染症、カンピロバクター感染症

　サルモネラ菌（サルモネラ菌の一種である、腸チフス・パラチフスは第三種感染症）・カンピロバクター菌による急性細菌性感染症です。家畜、は虫類、ペットなどが保菌していることがあり、感染は、鶏肉・鶏卵・牛乳・魚などの食品を介した経口感染が多くみられます。いったん感染すると、サルモネラ、カンピロバクターともに菌排出は数週間以上続くことがあります。

●主な症状

　感染の後、サルモネラでは12～36時間、カンピロバクターでは2～5日ほどの潜伏期間をおいて発病します。主な症状は、下痢、血便、嘔吐、発熱。カンピロバクターでは、発症数週間後にギランバレー症候群という末梢神経のまひを併発することがあります。なお、国内のカンピロバクター感染の大多数は、生あるいは加熱不十分な鶏肉からの感染です。基本的には生肉は鶏肉に限らず、牛・豚などを含み、小児には食べさせてはいけません。

●登校登園のめやす

　主な症状が回復すれば登校などは可能ですが、菌の排泄は長く続くことがあるので、排便後の始末、手洗いを、きちんと行うことは重要で、幼稚園・保育園などでは、おむつなど排泄物の取り扱い、これを取り扱うスタッフの手洗いなどに十分な注意をする必要があります。

インフルエンザ菌ｂ型（ヒブ：Hib）感染症、肺炎球菌感染症

　細菌性髄膜炎、敗血症、肺炎、急性喉頭蓋炎、中耳炎などの重症感染症になることがある注意すべき病気で、生後3か月～5歳までの細菌性髄膜炎、敗血症、細菌性肺炎などの原因の4分の3程度を占めます。3か月～5歳に多く、特に6か月～2歳の子どもに好発するので、学校というより、幼稚園・保育園で注意する病気となります。

●主な症状

　発熱、嘔吐、ひきつけ、意識障害、咳、呼吸困難、耳の痛みなど、感染の部位によって症状が異なります。日本でのこれまでのHib髄膜炎の発症は年間約600人で、約2～3％が死亡、約15％が脳障害や難聴などの後遺症を残すとされ、また肺炎球菌性髄膜炎の発症はこれまでは年間約200人で、約6～7％が死亡、約30％が脳障害や難聴などの後遺症を残すとされています。ただし、乳児に対するヒブワクチン・肺炎球菌ワクチンが平成22（2010）年からの本格的導入、次いで平成25（2013）年から定期接種として行われるようになり、これらの感染症は激減しました。

●登校登園のめやす

　症状が安定し、全身状態のよい者は登校登園可能となります。特に乳幼児ではワクチンを接種したかどうかをあらかじめ確認し、年齢によって回数などが異なりますが未接種者にはワクチン接種を考えた方が良いでしょう。

急性細気管支炎（RSウイルス感染症）

　複数の病原体が発病に関わりますが、最もよく知られまた重症になることもあるものがRSウイルスです。冬期を中心に流行し、年齢が小さい方がより重症になりやすく、乳幼児の突然死の原因となることも知られています。年長者ではかぜ症状程度ですむので、学校などではあまり問題になりませんが、乳幼児の感染症として注意が必要です。

●主な症状

　4～6日ほどの潜伏期間の後に、発熱、鼻汁、咳嗽、喘鳴などで発病します。新生児・乳児早期に感染した場合は、先天性心疾患のある乳幼児などの場合には、呼吸困難から人工呼吸管理を要することもあります。

●登校登園のめやす

　症状が安定し、全身状態のよい者は登校登園可能ですが、接触感染もあるので、患者発生時には手洗いを励行する必要があります。

単純ヘルペスウイルス感染症

　口唇ヘルペス、歯肉口内炎、性器ヘルペス、新生児ヘルペスなど、軽症から重症まで様々な病状がありますが、学校・園などでしばしばみられるのは、口唇ヘルペス・歯肉口内炎でしょう。

●主な症状

　口唇ヘルペスは、口唇の周囲の水疱上の複数の発しん。歯肉口内炎は、口の中や口唇が赤くただれ、大小の水疱性の発しんがみられ、口の中の痛みも強くなります。

●登校登園のめやす

　口唇や口の中の軽い症状であれば、接触感染や飛沫感染を避けるためにマスクなどをして登校登園可能となりますが、発熱や脱水を伴うような場合には当然欠席して治療を受けてもらいます。

疥　癬

　疥癬虫の寄生によって生じる皮膚感染症です。免疫の低下した人に見られる重症型（ノルウェー疥癬）もありますが、保育園・幼稚園などでは、通常型疥癬が拡大して問題になることがあります。

●主な症状

　感染して約1〜2か月をすぎて、体幹・四肢に丘しん・紅斑が播種状に出現し、激烈なかゆみ（特に夜間に強い）が現れます。手のひら・足底、手首などに疥癬トンネルという、皮膚の下（表皮角層）を疥癬虫が動いた後の皮膚の盛り上がりが特徴的です。通常疥癬は肌と肌の接触感染ですが、寝具などを介しての感染もあります。

●登校登園のめやす

　治療を始めれば出席停止の必要はありませんが、普段よりリネン・寝具を清潔に保つようにしておく必要があります。

著 者 紹 介

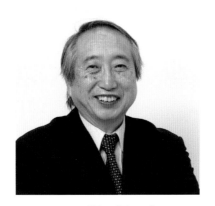

岡 部 信 彦
医 学 博 士

川崎市健康安全研究所所長
元・国立感染症研究所 感染症情報センター長、現・名誉所員
東京慈恵会医科大学小児科学講座客員教授

企画・編集　松本 美枝了

学校保健安全法に沿った 感染症 最新改訂16版
2024 年 2 月 15 日 第 16 版発行
発 行 所 株式会社　少年写真新聞社　〒 102-8232
　　　　　　　　　　　　　　　東京都千代田区九段南 3-9-14
　　　　　　　　　　　　　　　TEL 03-3264-2624　FAX 03-5276-7785
発 行 人 松 本 　 恒
印 　 刷 株式会社　豊島
© Nobuhiko Okabe 1999, 2024 Printed in Japan
ISBN978-4-87981-793-8 C0047 NDC493

ISBN978-4-87981-793-8 C0047 ¥1300E

定価（本体 1,300 円＋税）

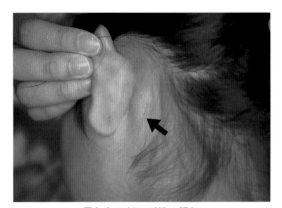

風しんのリンパ節の腫れ